당신의 병이 낫지 않는 진짜 이유

당신의 병이 낫지 않는 진짜 이유

펴 낸 날 | 2013년 9월 25일 초판 1쇄

지 은 이 | 백태선 · 이송미
펴 낸 이 | 이태권
책임편집 | 김주연
책임미술 | 정혜미
펴 낸 곳 | (주)태일소담
　　　　　서울시 성북구 성북동 178-2 (우)136-020
　　　　　전화 | 745-8566~7 팩스 | 747-3238
　　　　　e-mail | sodam@dreamsodam.co.kr
　　　　　등록번호 | 제2-42호(1979년 11월 14일)
　　　　　홈페이지 | www.dreamsodam.co.kr

ISBN 978-89-7381-681-1　13510

이 도서의 국립중앙도서관 출판시도서목록(CIP)은 서지정보유통지원시스템 홈페이지
(http://seoji.nl.go.kr)와 국가자료공동목록시스템(http://www.nl.go.kr/kolisnet)에서
이용하실 수 있습니다.(CIP제어번호: CIP2013018145)

· 책값은 뒤표지에 있습니다.
· 잘못된 책은 구입하신 곳에서 교환해드립니다.

병원도 모르는 발병 원인과 완치 비법

당신의 병이 낫지 않는 진짜 이유

백태선 · 이송미 지음

소담출판사

| 차 례 |

시작하는 글_1 의학의 한계를 넘어서는 완치의 길 ·9
시작하는 글_2 '불치'는 의학의 편견 ·13

Chapter 01
병원 검사에서 원인을 모르는 까닭

― 검사 결과 이상이 없는데 왜 아픈가? ·19

― 수많은 '원인 불명' 질환, 희귀병부터 만성병까지 ·25

― 도대체 그 많은 검사는 왜 하지? ·28

― 과잉 검사로 늘어난 환자들 ·35

― 최첨단 검사의 위험한 현실 ·41

― 발병 원인을 찾지 않는 불량 의학 ·48

* 백태선 원장의 똑똑한 병원 이용① – 병원 검사 전에 꼭 알아야 할 5가지 ·53
* 이송미 작가의 똑똑한 생활치유① – 많은 검사를 하며 깨달은 의학의 한계 ·60

Chapter 02
원인을 모르니 나을 수 없지

- 병을 '치유'보다 '관리'하는 의학 ·68
- 증상은 병이 아니다 ·73
- 새로운 병을 키우는 위험한 약 ·80
- 수술해도 재발하는 병 ·92
- 안전하고 효과적인 병원 치료 지침 ·107

* **백태선 원장의 똑똑한 병원 이용②** – 좋은 의사, 좋은 병원을 찾을 때 꼭 알아야 할 5가지 ·114
* **이송미 작가의 똑똑한 생활치유②** – 부작용을 겪으며 눈뜬 처방약의 진실 ·121

Chapter 03
똑똑한 환자의 발병 원인 찾기

— '좋은' 치유법도 내게는 '나쁜' 이유 ·128

— 나의 고유 체질부터 바로 알기 ·136

— 같은 병도 발병 원인은 모두 다르다 ·144

— 같은 병도 치유법 역시 모두 다르다 ·149

— 발병 원인을 없애면 불치 암도 낫는다 ·155

— 내 병의 원인 찾기, '치유 일기' 쓰기 ·160

* 백태선 원장의 **똑똑한 병원 이용**③ — 양방, 한방 치료를 정할 때 꼭 알아야 할 5가지 ·171
* 이송미 작가의 **똑똑한 생활치유**③ — 내 어머니의 발병 원인 찾기 ·176

Chapter 04
불치병과 원인 불명 질환도 낫는 까닭

- 의학의 한계를 뛰어넘는 명의 ·188
- 의학이 만든 '희귀병'과 '불치병' ·192
- 불치병도 낫는 이유 ·197
- 기적적으로 치유한 환자들의 공통점 ·203
- 병은 소중한 삶의 리셋버튼 ·214

* 백태선 원장의 똑똑한 병원 이용④ – 완전한 치유를 위해 꼭 알아야 할 5가지 ·220
* 이송미 작가의 똑똑한 생활치유④ – 내 어머니의 기적적인 치유 비법 ·226

참고문헌 ·241

* Tip
- 한방 검사, 이렇게 이해하자 ·58
- 병원 처방약 이용 시 주의점 ·90
- 수술 결정 시 주의점 ·105
- 다른 병원으로 옮길 때 주의점 ·119
- 건강식품 이용 시 주의점 ·132
- 치유 일기, 이렇게 쓰자 ·163
- 나의 치유 일기 ·180
- 상상치유, 이렇게 하자 ·235

시작하는 글_1
의학의 한계를 넘어서는 완치의 길

◆
◆
◆

"이렇게 아픈데 정상이라니! 돌팔이 의사 아닙니까?"

"최고 병원에서 이렇게 많은 검사를 했는데, 어떻게 발병 원인을 모릅니까?"

의사가 되어 국내 최고의 병원 가운데 하나로 꼽히는 서울아산병원에서 수련받던 시절, 환자들로부터 종종 들었던 말입니다. 환자들은 질병의 고통으로 동네 병원을 거쳐 대형 병원까지 오면서, 그곳에서는 분명히 발병 원인과 치료법을 찾을 거라고 기대합니다.

그러나 며칠씩 걸려서 온갖 검사를 하고도 '검사상 이상이 없다'고 나오는 경우가 많습니다. 의사인 제 눈에도 환자가 분명히 어떤 증상으로 괴로워하는 것이 보이는데도 말입니다. 그래서 환자에게 돌팔이로 취급받는 경우도 있었지요.

초보 의사가 돌팔이로 취급받는 일이 크게 억울하지는 않았지만, 임상 일선에서 의학의 명확한 한계를 보며 저는 정신적인 방황을 하지 않을 수 없었습니다.

의학 공부를 시작하던 의대생 시절, 저는 환자가 왜 죽는지를 이해할 수 없었습니다. 병원균에 감염되면 항생제를 쓰면 되고, 호흡이 곤란하면 인공호흡기를 쓰면 되고, 어떤 기관이 제대로 움직이지 않으면 이식수술을 하면 된다고 여겼습니다. 마치 수학 문제의 정답처럼 각각 의학적 처방이 있기에 신속하게 대처만 하면 언제든지 환자를 살릴 수 있다고 믿었습니다. 죽어가는 사람의 목숨을 살리는 귀한 공부를 한다는 자부심을 가득 안고 있던 의학도였지요.

그러나 병원에서 만난 현실은 달랐습니다. 의학 교과서에 나오는 치료법은 듣지 않았고, 발병 원인조차 모르는 환자가 수없이 많았으며, 매일 너무나도 많은 환자들이 죽어가고 있었습니다. 의사로서의 자부심은 바닥으로 추락했고, 정신적인 혼란과 방황 속에서 수련의 시절을 보냈었지요.

'왜 병이 낫지 않을까? 아니, 왜 발병 원인조차 모를까?'

수련의 때 계속 품었던 이 의문은 결국 한의학을 다시 공부하게 만든 동력이 되었습니다. 치유에 대한 답을 찾을 수만 있다면 그 어떤 길이라도 다시 가고 싶은 심정이었지요. 가족들의 반대, 동료 의사들의 곱지 않은 시선, 그리고 학비를 벌기 위해 고된 아르바이트를 해야 하는 처지가 별로 문제가 되지 않았던 것은, 현대의학의 한계를 뛰어넘어 발병의 원인과 근원적인 치유법을 찾고 싶은 마음이 너무도 간절했기 때문입니다. 국내 최고의 병원 입원실에서 주치의 몰래 한약을 따로 챙겨먹는 환자들이, 제게 다시 한의학을 공부하도록 부추기는 자극제가 되기도 했습니다.

다시 시작한 한의학 공부는 저에게 새로운 세상을 열어주었습니다. 오직 '질병'만 바라보던 제게 먼저 '환자' 개개인을 이해하는 게 얼마나 중요한지를 일깨워주었지요. 수학 공식 같은 획일적인 처방으로 치유되지 않는 이유도 알게 되었고, 발병 원인인 환자의 체질과 생활을 알 때 근원적인 치유법을 찾을 수 있다는 것도 이해하게 되었습니다.

의학은 철저히 인간 중심이 되어야 합니다. 통계적 지식에 얽매이는 '메디컬 사이언스Medical science'를 하는 의과학자가 아닌, 사람을 먼저 제대로 이해하는 '메디컬 아트Medical art'를 하는 의사가 될 때, 비로소 완전한 치유에 다가갈 수 있습니다.

환자를 제대로 알기 위해 노력하면 그 어떤 병도 원인과 근원적인 치유법을 찾을 수 있습니다. 결국 의학이 말하는 '원인 불명'이란 그 환자를 이해하려는 노력을 하지 않았다는 말이지요. 원인 불명 질환은 없습니다. 단지 환자를 이해하지 못하는 의학의 한계만 있을 뿐입니다. 그 한계가 오늘날 대부분의 병을 완치하지 못하고, 평생 병을 안고 사는 환자를 늘리는 이유입니다.

환자의 체질과 생활 전반을 이해하려는 노력 없이 처방되는 치료법은 단지 병을 치료하지 못하는 데 그치는 게 아니라, 온갖 부작용과 후유증을 낳을 수도 있습니다.

  그래서 이 책을 썼습니다. 이 책은 최첨단 의학의 진단과 치료 시스템의 문제점을 구체적으로 지적하고, 위험천만한 증상 완화법에서 벗어나 환자 스스로 발병 원인과 완치 방법을 찾는 길을 제시한 '셀프힐링북'입니다. 병원에서 원인 불명이라 진단한 질환은 물론이고, 모든 병의 근원적인 치유법을 다루었습니다.

  의학의 한계를 넘어서는 힘은 결국 '환자' 자신에게 있습니다. '왜 병이 생겼지?', '왜 완전하게 낫지 않지?' 이 물음의 참된 답을 찾을 수 있는 사람은 환자 자신입니다. 발병 원인을 찾으면 저절로 완치의 문이 열리겠지요. 그 어떤 병도, 그 어떤 상황에서도 가능한 일입니다.

  진정한 치유의 길을 간절히 찾는 그대에게, 그 지름길을 전하는 친절한 길잡이가 되기를 희망합니다.

백 태 선

시작하는 글_2

'불치'는 의학의 편견

◆
◆
◆

지금 병으로 고통받고 계십니까? 난치병의 굴레 속에서 사시나요? 발병 원인도 모른다는 병원 측의 말에 눈앞이 캄캄하십니까?

지난날 저도 그랬습니다. 오래도록 질병의 고통 속에서 눈물을 삼키며 살았지요. 제 어머니가 아토피, 중풍, 암이 연이어 발병한 난치병 환자셨고, 어머니를 간병한 저는 그 고통을 함께 지고 살았습니다.

어머니가 투병하시던 시절, 제일 힘들었던 일은 병원에서 발병 원인을 모른다는 것이었습니다. 온갖 검사를 했는데도 원인이 명확하지 않다고 나오니 정말 답답하고 막막했지요.

발병 원인을 제대로 모른다는 것은 곧 완치법을 모른다는 말입니다. 원인을 모르는데 완전히 나을 수 있는 길을 알 턱이 없지요.

그러니 나타나는 증상만 잠시 완화시키는 증상 완화법에 매달리는 것입니다. 계속 약을 먹으면서, 아니면 재발하는 수술을 다시 하면서 '평생' 환자로 살아야 하는 것이지요. 아토피, 고혈압, 심장병, 중풍, 당뇨, 암까지 오늘날 문제가 되는 대부분의 만성병과 난치병이 그렇습니다.

이런 사실을 저도 처음에는 몰랐습니다. 병원에서 주는 약을 열심히 먹으면 나을 거라고 믿었지요. 그러나 어머니의 병은 점점 더 심해졌고, 급기야 약 부작용까지 겪으면서 의학의 한계를 알게 되었습니다.

그리고 깨달았지요. 병원에 맹목적으로 기댈 것이 아니라, 환자와 가족이 치유 주체가 되어 발병 원인부터 찾는 노력을 해야 한다는 것을! 그 뼈아픈 자각을 통해 결국 우리는 생활과 마음을 하나씩 점검하면서 발병 원인을 찾는 노력을 시작했고, 비로소 모든 병의 굴레에서 온전히 놓여날 수 있었습니다.

어머니를 간병한 그 아픔의 세월은 제게 귀한 공부의 시간이었습니다. 질병 치유는 물론이고 삶의 모든 답이 바로 '자신'에게 있다는 사실을 깨닫는 배움의 날들이었지요. 남의 아픔을 헤아리게 된 것도 오랜 간병의 시간이 준 선물입니다. 평생을 병마의 고통 속에 있는 환우, 병원에서 말한 시한부 기일만 곱씹으며 죽어가는 환우, 가난으로 치료마저 포기하는 환우. 그들이 제 눈에 들어온 것은, 그들에게 제가 얻은 경험적 지식과 치유 정보를 전하겠다는 생각이

든 것은, 저 역시 병든 삶이 겪어야 하는 고통과 슬픔을 오래 안고 살았던 환자의 가족이기 때문일 것입니다.

그래서 건강작가가 되었습니다. 몸과 마음의 병으로 절망하는 환우들에게 '낫지 못할 병은 없다'는 사실을 전하고 싶었습니다. 그 어떤 병도 자신의 마음과 생활을 살피면 발병의 근원적인 뿌리를 찾을 수 있습니다. 원인을 찾으면 곧 해답을 함께 얻게 되지요. 결국 모든 치유의 열쇠는 자신이 쥐고 있는 셈입니다.

그런 사실을 전하는 건강작가가 된 후, 저는 많은 난치병 환우들과 소통해왔습니다. 제 책을 읽는 독자들은 대부분 병원에서 불치라고 진단한 난치병 환우들입니다. 상담 메일을 보내는 독자들 가운데는 아파서 학교도 다니지 못하는 10대 청소년도 있고, 평생 병마와 싸워온 70대 어른도 있습니다. 다들 참으로 안타까운 분들이지요. 그들의 공통점은 의학의 한계를 자신과 세상의 한계로 받아들인다는 것입니다. 어머니를 간병했던 지난날, 약 부작용을 겪고도 모른 채 절망 속에서 살았던 어리석은 저처럼 말입니다.

이 책은 그래서 태어났습니다. '원인 불명', '난치', '불치'라는 병원의 진단 앞에서 눈물짓는 환우들에게 자신의 크나큰 치유력을 알리고 완전한 치유의 길을 전하기 위해서입니다. 자신의 삶을 성찰하고 나의 참 모습과 마주할 때, 병을 일으킨 원인과 완치의 분명한 해답을 얻을 수 있습니다.

세상에 치유하지 못할 병은 없습니다. 우리 모두에게는 그 어떤 병도 이겨낼 무한한 치유력이 있습니다. '불치'라는 말은 그저 의학의 편견일 뿐입니다. 긴 투병과 간병의 세월을 통해 제가 얻은 이 유쾌한 진실을 모든 환우들이 가슴 벅차게 깨닫게 되시길 소망합니다. 병을 통해 삶 전체를 온전히 치유해내시길 진심으로 기원합니다.

이송미

Chapter 01

병원 검사에서
원인을 모르는 까닭

검사 결과 이상이 없는데
왜 아픈가?

지영 씨는 중증 현기증을 앓고 있다. 증상이 심할 때는 걷기도 힘들 정도다. 그러나 아무 치료도 하지 못했다. 병원에서 모든 검사를 했지만 '원인 불명' 질환이라고 진단했기 때문이다.

처음 현기증이 생겼을 때는 과로로 인한 후유증이라 여기고, 대수롭지 않게 넘겼다. 그러나 어지럼증이 계속 심해지자 동네 내과를 찾았다. 그곳에서는 평소 건강했던 지영 씨에게 기본적인 혈액검사를 한 후 빈혈인지를 확인했다. 그러나 혈액검사 결과, 전혀 이상이 없었다. 빈혈의 지표가 되는 헤모글로빈 수치도 정상으로 나왔다.

동네 내과에서는 지영 씨가 만성병이 없는 젊은 층이라는 점을 감안해서 '귀 안의 전정기관이나 뇌에 이상이 있는 것 같다'며, 이비인후과나 신경과를 가보라고 했다. 그때부터 불안한 마음이 든 그녀는 아예 큰 대학 병원으로 가서 의심되는 질환과 관련된 검사를 모두 했다. 뇌종양인지 알아보는 MRI부터 위장출혈인지 알아보는 위내시경까지 관련된 모든 검사를 했지만 검사 결과는 '이상이 없다'고 나왔다.

며칠간 병원을 뛰어다니며 많은 검사를 받은 탓인지 지영 씨의 현기증은 더욱 심해졌다. 검사 비용도 만만찮게 들어갔다. 그런데도 병원에서 '정상'이라는 결과를 받으니, 어이가 없었다. 그 후 다른 큰 병원에서 다시 진단을 받았지만 결과는 마찬가지였다. 검사 결과가 정상으로 나오니 병원에서는 아무런 의학적 처치나 조언을 해주지 않았고, 지영 씨는 답답한 마음에 우울증까지 얻었다.

그런 그녀가 나를 찾아왔다. 자신의 이상을 병원에선 진단조차 하지 못한다며 막막한 심정을 털어놓았다. 나는 발병의 근원적인 원인을 찾아낼 수 있는 사람은 바로 '환자' 자신이라는 사실을 알렸다. 모든 것이 환자의 의지에 달렸다는 것을 설명한 후, 함께 발병 원인과 치유법을 찾기 시작했다.

지영 씨처럼 병원에서 이상이 없다고 하는데도, 어떤 병적 이상으로 고통받는 원인 불명의 질환자들은 수없이 많다. 최첨단 의료기기를 총동원해 검사를 해도 결과는 정상이라고 나오는데 어지럽고, 아프고, 제대로 움직일 수 없는 여러 병적 고통을 호소하는 것이다.

『의사들에게는 비밀이 있다』의 저자인 응급의학과 전문의 데이비드 뉴먼David Newman은 병원 검사에 대해 이렇게 말한다.

"현대의학은 검사에 의존하는 경향이 너무도 심해 이제는 검사가 의사 노릇을 대신하는 지경이 되었다. 검사가 과도하게 이루어지고, 검사에 지나치게 의존하는 것은 흔한 문제가 되었지만, 사실 이런 문제들을 더욱 악화시키는 훨씬 더 복잡하고 심오한 비밀은 따로 있다. 바로 우리 의사들도 검사를 이해하지 못한다는 것이다."

환자는 죽겠다고 하는데 검사 결과가 정상인 경우도 있고, 반대로 촬영한 영상에는 분명 이상이 있는데 멀쩡한 사람도 있다. 또 수술 후 영상에선 깨끗하게 치료된 모습을 보이는데 정작 환자는 죽는 등 이해할 수 없는 검사 결과가 많다는 말이다.

'검사 결과 이상이 없다'고 나와서 진단명조차 나오지 않는 병이 대략 10~20% 이상일 거라고 추정한다. 의학박사이자 저널리스트인 베르너 바르텐스Werner Bartens는 요통의 경우를 예로 든다.

"허리 통증을 호소해 병원을 찾는 사람의 7명 가운데 6명은 그 원인을 알 수 없다는 진단을 받고 있다."

이 수치는 독일의 경우지만 우리나라도 크게 다르지 않을 것이다. 현대의학이 발병의 원인을 제대로 알아내지 못하는 것은 아직 인체를 명확하게 이해하지 못하기 때문이다. 최첨단 의학이라고 해도 인체의 미세한 메커니즘을 완전하게 밝혀내진 못했다.

특히 인체의 구조적 이상인 기질성 질환과 달리 기능성 질환의 진단에서는 많은 허점을 보여왔다. 『고통받는 환자와 인간에게서 멀어진 의사를 위하여』의 저자인 코넬대학교 의대 에릭 카셀Eric J.

Cassell 교수는 병원 진단의 한계를 이렇게 설명한다.

"요통을 호소하는 환자가 X선 촬영에서 탈출한 척추간판이나 다른 구조적 이상을 보이지 않는다면, 그 환자는 '아무 이상 없다'는 대답만 듣게 될 것이다. 하지만 이 경우에도 분명 무언가 이상이 있음이 틀림없다. 그렇지 않다면 허리가 아프지는 않을 것이기 때문이다. 그런데 고전적 질병이론에 따르면, 이 경우는 아무런 질병도 존재하지 않는다. 환자가 아무리 고통스러워하더라도 구조적 변화가 없다면 질병이라고 할 수 없기 때문이다."

그동안 현대의학이 매달려온 구조적 변화를 찾는 진단법이 실제 환자의 고통을 헤아리는 데 얼마나 모호했는지를 지적한 말이다. 인체 기능의 변화는 구조의 변화 때문이라는 고정관념이 무너지면서 기능성 질환을 진단하는 검사법이 나오고 있지만, 분명하게 병의 원인을 찾지 못하는 원인 불명 질환은 여전히 많다. '신경성', '스트레스성', '원발성', '본태성', '특발성'이라고 이름 붙은 질환이 모두 발병 원인이 명확하지 않은 병들이다.

발병 원인 1위, 'Unknown(모른다)'

현대의학은 하루가 다르게 발전을 거듭해왔다. 그럼에도 불구하고 병의 원인과 치유법 전반에 대해 모르는 것이 더 많다. 의대 교과서를 보면 발병 원인으로 가장 많이 꼽히는 것이 바로 'Unknown' 즉 '모른다'이다.

의학이 발달했으니 모르는 게 별로 없을 거라고 오해하는 환자가 있다면, 최고 일류대학에서 주류의학을 전공했으니 자신이 많은 것을 안다고 착각하는 의사가 있다면, 우선 그 오해와 착각에서 벗어나야 한다.

나는 의학의 한계를 잊지 않기 위해서 의대생 때부터 가슴에 품고 있는 말이 있다. 생화학 교수님께서 두꺼운 교과서를 들어 보이며 하신 말씀이다.

"이 두툼한 생화학 책은 사람의 생화학을 다룬 책이 아닙니다. 안타깝게도 세균의 생화학 책입니다. 세균보다 200배나 큰 유핵세포인 인체에는 어떤 생화학 작용이 일어나는지 우리는 정확히 알지 못합니다. 이것이 의사가 되어도 끝없이 겸손해야 하는 이유이지요."

당시 교수님의 말씀은 우리들의 콧대를 꺾었고, 의사의 기본자세를 일깨우는 죽비가 되었다.

냉철하게 말하면, 현대의학은 인체의 생리 작용에 대해 50%도 안 되는 지식을 갖고 있다. 눈부시게 발전해왔지만, 여전히 의학은 불완전하고 불확실하다. 『나는 고백한다, 현대의학을』의 저자인 미국의 의사 아툴 가완디Atul Gawande는 현대의학의 불확실성을 이렇게 지적한다.

"의학을 지식과 처치가 질서정연하게 조화를 이루는 분야라고 생각한다면 잘못된 것이다. 현대의학은 불완전한 과학이며, 부단히 변화하는 지식, 불완전한 정보, 오류에 빠지기 쉬운 인간들의 모험이며, 목숨을 건 줄타기다."

임상 일선에서 의사로 일하며 절감한 현대의학의 모호성을 지적한 말이다. 그 불완전한 의학의 한계를 가장 극명하게 보여주는 것이, 검사 결과는 이상이 없는데 병적 고통을 호소하는 경우일 것이다. 그런 환자들에게 의학은 오히려 원망의 대상일 뿐이다.

양방과 한방 진료를 동시에 하는 내게는, 대형 병원에서 온갖 검사를 해도 이상이 없다고 나온다는 '원인 불명' 환자들의 발길이 이어지고 있다. 그들은 자신의 병적 고통을 병원에서 아예 진단조차 못한다는 사실에 더 큰 괴로움을 안고 찾아온다.

그들이 공통적으로 하는 말이 있다. '발병 원인이나 좀 시원하게 알았으면 좋겠다'는 것이다. 발병 원인을 찾는 것. 그것은 의사인 내게도 가장 큰 숙제다. '원인'을 찾지 않는 한 구할 수 있는 '답'은 없기 때문이다.

수많은 '원인 불명' 질환, 희귀병부터 만성병까지

발병 원인을 모르는 건, 병명조차 없는 환자들만의 이야기는 아니다. 병명이 붙은 희귀 질환자들 역시 병의 원인과 치유법을 모른 채 고통의 날들을 보내고 있다.

얼마 전, 방송을 통해 개그맨 이동우 씨의 삶이 소개되었다. 몇 년 전부터 '망막색소변성증'이라는 희귀병을 앓아온 그는 거의 시력을 잃은 상태였다. 주변 시야가 차츰 좁아져서 시력을 완전히 잃게 되는 망막색소변성증은 4,000명 중의 1명에게 발병하는 것으로 알려진 희귀 질환이다.

100곳도 넘는 병원에서 진단을 받았다는 그는 모든 병원에서 똑같은 대답을 들었다고 한다. 원인 불명이고, 치료할 수 없다고!

자신이 불치의 희귀병에 걸렸다는 사실을 처음 알았을 때는 분노와 우울감에 빠져 살았다고 한다. 하지만 이제는 담담하게 현실을 받아들이고, 시력을 잃은 채로도 사회에 봉사하며 살고 싶다는 그를 보면서 가슴이 먹먹했다.

이동우 씨처럼 불치성 희귀병을 앓는 사람들은 무수히 많다. 전신의 피부가 딱딱해지는 '경피증', 근육이 굳어 움직일 수 없게 되는 '근이영양증', 동맥 손상으로 혈류량이 감소하면서 각 신체기관이 제 기능을 상실하는 '다카야수동맥염', 뇌에 산소가 제대로 공급되지 않는 '디스토니아', 성장호르몬의 과다 분비로 인체 조직이 과다 성장하는 '말단비대증', 가벼운 자극에도 상처가 생기고 잘 낫지 않는 '엘러스단로스증후군', 소화기관에서 염증이 지속적으로 생기는 '크론병', 작은 충격에도 뼈가 쉽게 부러지는 '골형성부전증', 근육이 점점 위축되어 결국 식물인간 상태에 이르는 '근위축성측삭경화증루게릭', 비정상적인 출혈이 반복되는 '혈소판무력증' 등 희귀병의 종류도 다양하다.

한국희귀난치성질환연합회www.kord.or.kr의 자료에 따르면, 우리나라에는 현재 2,000여 종의 희귀병이 있고, 50만 명 이상이 희귀난치질환을 앓고 있다고 한다.

이런 희귀병들이 모두 원인이 제대로 밝혀지지 않았다. 일반 질환에 비해 환자 수가 적기 때문에 연구 또한 제대로 이루어지지 않는다. 그러다 보니 희귀병을 앓는 환자와 그 가족은 평생 병마의 고통 속에서 살고 있다.

원인을 모르는 희귀병, 원인을 찾지 않는 만성병

그렇다면 많은 사람들이 앓고 있는 만성병은 어떨까? 고혈압, 당뇨병, 고지혈증, 심장병, 중풍, 위장병, 알레르기 등 현대인의 족쇄가 된 만성병의 발병 원인은 명확하게 알고 있을까? 안타깝게도 이 역시 제대로 모른다.

병의 원인을 전혀 모른다기보다는, 개개인의 발병 원인을 밝히려는 노력을 하지 않은 채 주로 증상만 다스리고 있다. 병원은 복잡한 발병 원인을 찾아 바로잡는 근원적인 치유에는 별 관심을 두지 않는다는 말이다.

의학은 발전에 발전을 거듭해왔다. 유사 이래 오늘날처럼 최첨단 의료기술의 혜택을 누리는 때는 없었다. 하지만 여전히 우리는 아프다. 왜 병이 생겼고, 어떻게 하면 완전하게 치유되는지 알지 못한다.

발병 원인을 전혀 모르는 희귀병에서부터 원인 찾기를 포기한 만성병에 이르기까지 온갖 병에 발목이 잡혀 있다. 아픈 환자들만 넘쳐나는 시대다. 이것이 바로 '최첨단 의료'를 자랑하는 우리의 정확한 현주소다.

도대체 그 많은 검사는 왜 하지?

"무슨 검사가 그렇게 많은지, 치료하기도 전에 검사받다가 지쳤어요!"

큰 병원에서 검사를 한 환자들이 내게 와서 하는 말이다. 그렇게 많은 검사를 하는데도 정확한 발병 원인과 치유법을 모르는 환자들은 또다시 하소연을 한다.

"도대체 그 많은 검사는 왜 하는 겁니까?"

환자들의 푸념처럼 요즘 병원에서는 실로 수많은 검사가 이루어진다. 검사를 하는 주된 이유는 환자의 질병을 제대로 진단하기 위해서다. 환자가 어디에 어떤 이상이 있는지를 먼저 알아야 한다. 발병 원인과 치료 방법을 찾는 일은, 환자의 병적인 상태를 정확하게 알고 난 후에 가능한 일이기 때문이다.

과학의 발달에 힘입어 현대의학은 인체의 세포나 유전자까지 볼 수 있는 시스템을 갖추었다. 현대의학에서 가장 발달한 분야가 환자의 상태를 정밀하게 보는 검사법이다. 보다 세밀하게 환자의 상태를 알기 위한 검사 기기가 속속 등장하면서 요즘 병원에서는 수많은 검사가 이루어지고, 비용도 많이 들어간다. 그러다 보니 환자들은 '검사받다가 병을 더 키우겠다', '검사비가 없어서 치료도 못하겠다'는 볼멘소리까지 하는 것이다.

가장 좋은 검사는 환자의 불편과 비용 부담을 최소화해서 병을 정확히 찾아내는 것이다. 과잉 검사를 하지 않는 병원의 실력 있는 의사라면, 많은 검사를 하기보다는 의심되는 질환을 중심으로 환자에게 맞는 검사를 할 것이다. 물론 그런 병원과 의사를 찾는 것이 쉽지는 않다.

환자와 가족이 병원 검사법에 대해 제대로 이해하는 것이 똑똑하게 검사를 받는 길이다. 요즘 병원에서 주로 하는 검사는 크게 세 종류, 즉 영상의학검사, 병리검사, 기능검사로 나뉜다. 각 검사법의 허와 실을 구체적으로 알아보자.

혈액검사부터 PET-CT까지

영상의학검사는 인체 내의 해부학적 모습을 담은 영상을 얻는 검사법으로 방사선검사, 초음파검사, 자기공명영상검사MRI, 핵의학검사, 내시경검사 등이 있다. 대표적인 영상의학검사법은 다음과 같다.

* 엑스레이(X-Ray)

방사선이 인체를 투과한다는 것을 이용하여 영상을 만드는 것으로 인체 내부를 볼 수 있는 검사의 시초라고 할 수 있다. 주로 골절, 퇴행성관절염, 흉부 등의 촬영에 이용된다. 저렴한 비용과 응급 상황에서 신속하게 검사할 수 있다는 장점이 있다.

단점은 인체의 2차원적인 영상이기 때문에 명확하지 않고, 방사선 노출이 문제다. 한번 엑스레이 검사 시의 방사선 노출량은 보통 해변에서 받는 방사선량과 비슷하므로 크게 문제가 되지는 않지만, 자주 이용하는 것은 피해야 한다. 특히 방사선에 취약한 태아나 어린이는 신중해야 한다.

* CT(컴퓨터단층촬영)

엑스레이의 진화된 형태로, 인체의 여러 각도에서 엑스레이를 쏘아 2차원이 아닌 입체적인 영상을 얻는 검사법이다. 주로 뇌, 흉부, 복부 등의 촬영에 이용된다. 엑스레이보다 정확한 영상을 얻을 수 있다는 장점이 있다.

단점은 일반 엑스레이보다 방사선 조사량이 많아서 인체에 부담을 준다는 것이다. CT 이용에 따른 방사선 과다 노출로 유방암이 증가했다는 연구 보고가 있을 정도다. 이런 위험 부담과 MRI보다

화질이 떨어짐에도 불구하고, 검사 결과를 빨리 알 수 있기 때문에 응급 상황에서 많이 이용한다.

* MRI(자기공명영상)

자장과 전자기파를 이용해서 인체의 수소원자핵을 공명시킨 뒤 각 조직의 신호를 측정하여 영상화하는 검사법이다. 주로 관절 내부, 척추, 뇌 등의 촬영에 이용된다. 인체의 해부적인 단면을 보는 듯한 정확한 영상을 얻고, 방사선 노출의 위험도 없다는 장점이 있다. CT와 달리 근육이나 신경혈관 등 연부조직도 제대로 볼 수 있다.

반면 단점은 검사 비용이 비싸고, 밀폐된 기기 안에서 장시간 검사하므로 폐쇄공포증이 있을 경우 적합하지 않다. 또 영상을 얻는 데 시간이 많이 걸려서 심장이나 폐 등 움직이는 기관을 찍는 데 한계가 있고, 촬영할 때 사용하는 조영제가 부작용을 일으킬 수도 있다.

* 초음파

음파를 체내에 투사하여 조직에 따라 반사되어 오는 음파의 차이를 이용해 영상을 만드는 검사법이다. 주로 태아 관찰이나 간, 신장, 동맥 등의 촬영에 이용된다.

방사선 촬영보다 안전하고, 검사 과정이 단순하며, 한순간을 촬영하는 CT나 MRI와 달리 실시간 검사가 이루어지기 때문에 장부의 움직임까지 볼 수 있다는 장점이 있다.

반면 보험 적용이 되지 않아 검사 비용이 많이 들고, 세부 장기의 관찰에는 정확도가 다소 떨어지며, 뇌나 폐는 제대로 검사할 수 없다는 것이 단점이다.

* 핵의학검사(PET)

체내에 방사선 동위원소를 미량 주입하여 특정 기관에 쌓이게 해서 영상을 얻는 검사법이다. 해부학적인 영상뿐만 아니라 기능적·생화학적인 변화도 알 수 있어 질병의 조기 진단이 가능하다. 갑상선 기능의 검사에 많이 이용된다. PET양전자방출단층촬영가 대표적이다. 최근에는 핵의학검사와 CT를 합친 PET-CT가 등장해 조기에 암을 찾아내기도 한다. 하지만 방사선 노출의 위험이 있으므로 신중해야 한다.

* 내시경검사

인체 내의 구멍을 통해 아주 작은 비디오 기기를 삽입해서 내부를 보는 검사법이다. 콧속을 보는 비내시경, 기관지를 보는 기관지내시경, 식도·위·십이지장을 보는 위내시경, 대장을 보는 대장내시경 등이 있다. 내시경 기술의 발달로 조직을 떼어내거나, 내부 지혈 등에도 쓰인다.

단점은 내시경을 삽입하는 과정에서 불편이 따른다는 것이다. 그래서 수면 마취를 하고 검사하는 경우도 있는데, 마취 부작용이 보고되고 있다. 최근에는 내시경 기기의 소독 관리 미흡으로 문제가 되기도 하므로, 믿을 만한 병원에서 숙련된 의사를 통해 검사하는 것이 안전하다.

병리검사는 혈액이나 인체에서 채취한 조직 등을 통해 이상을 알아보는 검사법으로, 크게 임상병리검사와 해부병리검사로 나뉜다.

병원 검사의 기본이 되는 임상병리검사는 환자의 혈액, 체액, 소변, 대변 등을 화학적으로 분석하여 진단하는 방법으로 염증, 빈혈, 간 이상, 신장 이상, 호르몬 이상, 당뇨, 기생충, 감염 등 여러 질환의 진단에 도움이 된다. 최근에는 혈액을 통한 종양표지자검사로 일부 암을 찾아내기도 한다. 하지만 정확도가 떨어져 과잉 검사라는 비판도 있다.

해부병리검사는 인체에서 떼어낸 조직을 육안 혹은 슬라이드로 만들어 현미경으로 관찰하는 검사법이다. 흔히 조직검사라고 부르며, 암 진단 등에 활용된다.

기능검사는 사람의 몸에서 나오는 다양한 생체 신호들을 통해 정상적인 기능 여부를 알아보는 검사법으로 폐기능검사, 심전도검사, 운동부하검사 등이 있다.

대표적인 폐기능검사를 통해서는, 폐활량이나 호흡 시에 제대로 공기가 유입되는지 등을 알 수 있다. 심장에서 나오는 전기신호를 측정하는 심전도검사는 부정맥뿐만 아니라 다양한 질환을 아는 데 도움이 된다.

서둘러 '환자'를 만드는 병원

현대의학은 이렇게 다양한 검사를 통해 정밀한 진단이 이루어진다. 혈액 내의 성분을 화학적·물리적으로 미세하게 분석해 정상과 비정상을 가려낸다. 질병을 분자생물학적 차원으로 진단해내고, 유전인자의 잘못된 부분까지 찾아내고 있다. 또 몸에서 발산되는 전자파, 초음파, 적외선, 자장 등을 포착하여 이를 그래프, 영상, 파장 분석을 통해 몸의 변화를 알아낸다. 그래서 예전보다 일찍 병을 찾아낸다.

하지만 왜 그런 이상이 생겼는지는 모른다. 정확한 발병 원인을 모르니 정확한 치유법도 알지 못한다. 결국 완전한 치유법을 제시하지 못한 채 '당신은 환자'라는 진단만 서둘러 하고 있는 셈이다.

과잉 검사로 늘어난 환자들

◆
◆

일찍 병을 찾는데 치유법을 모른다는 건, 의학의 큰 단점이다. 많은 사람들에게 '환자'라는 꼬리표를 일찍 달게 해서 불안감을 키우기 때문이다. 암 같은 중병일 때는 더욱 그렇다.

요즘 암 발병률 1위인 갑상선암을 보면, 현대의학의 조기 검진과 치료의 문제점을 제대로 알 수 있다. 목의 기도 앞쪽에 위치한 갑상선은 갑상선호르몬을 생산 저장한 후 필요할 때마다 혈액으로 내보내는 내분비기관이다. 갑상선호르몬은 인체의 대사과정을 촉진해서 모든 기관의 기능을 적절히 유지시키는 중요한 역할을 한다. 특히 우리 몸의 체온을 일정하게 유지하고 태아와 신생아의 성장 발육을 돕는 기능을 한다.

갑상선은 우리 몸에서 혹이 가장 많이 생기는 장기 중의 하나다. 하지만 혹이 발견되어도 대부분 문제가 되지 않는 양성 종양이고, 약 1~2% 정도만 갑상선암(악성 종양)이다. 암이 발견되어도 치료가 잘되어 생존율이 가장 높은, 이른바 '착한 암'에 속한다.

이런 갑상선암이 최근 급속히 늘어 현대인의 암 발병률 1위를 차지하고 있다. 방사선 노출, 과도한 스트레스 등의 요인으로 갑상선암 환자가 빠르게 늘고 있다는 시각도 있지만, 그보다는 건강검진이 활발해지면서 조기에 암을 발견해내기 때문이라는 여론이 지배적이다.

검사 기술이 발달하면서 단순한 건강검진 중에도 갑상선초음파 등을 통해 쉽게 암을 찾게 되었다는 말이다. 그러다 보니 요즘 대학병원은 갑상선암 환자들이 늘어 검사나 수술을 받으려면 몇 달씩 기다려야 하는 경우까지 있다.

문제는 생존율이다. 암을 조기 발견해도 생존율에 큰 변화가 없다는 것이다. 갑상선암의 대부분을 차지하는 갑상선유두암의 경우를 보면, 생존율이 98%에 이를 만큼 치료가 잘되는 편이다. 아무런 증상 없이 암이 1센티미터일 때 조기 발견해 치료하는 것과, 3센티미터로 커져서 만져질 때 발견해 치료하는 것이 수명의 차이가 없다면 굳이 일찍 발견해도 큰 의미가 없을 것이다. 암세포가 1센티미터에서 3센티미터로 커지는 데 보통 5년이 걸린다고 볼 때, 1센티미터일 때 수술을 한다면 수술 후 5년을 더 사는 것처럼 보이는 것뿐이다.

과잉 진단이 과잉 치료를 낳는 '검사공화국'

일반적으로 사망자들의 부검을 통해 사망 원인과 관계없이 자주 발견되는 암이 갑상선암이다. 갑상선에 악성 종양이 있다고 해도 건강하게 사는 사람들이 많다는 말이다. 그런데 발달한 검사 기술과 활발한 건강검진은 갑상선암 환자를 늘리는 한 요인이 되었고, 그로 인해 사람들의 심리적 불안감을 키우고 있다. '과잉 검사'라는 눈총을 피할 수 없는 상황이다. 이것은 단지 갑상선암 검진만의 문제는 아니다. 현대의학의 검사 시스템 전반에서 반성해야 할 문제다.

『의사는 수술받지 않는다』의 저자인 정형외과 전문의 김현정은 과잉 검사의 폐해에 대해 이렇게 지적한다.

"요즘 많은 병원들은 마치 마트 가면 우유에 요구르트를 덤으로 테이프에 붙여주듯이, 기본 검진에 덧붙여 척추 CT나 MRI를 덤으로 더 해주는데, 이렇게 하면 누구나 정도의 차이는 있으나 십중팔구 병이 나온다. 털어서 먼지 안 나오는 사람이 없고 검진해서 이상 안 나오는 사람이 없다. 찾으면 찾을수록 나온다. 하지만 정작 필요한 것은 못 찾고, 대수롭지 않은 것만 찾아내는 경우가 허다하다."

'검사해서 뭔가 나왔으니, 치료 시술을 할 구실이 된다'고 설명하는 그녀는 과잉 진단이 과잉 치료를 낳는다고 강조한다. 수시로 검사해서 이상을 찾아내는 데 시간과 돈을 낭비하지 말고, 차라리 그 시간에 자신에게 진짜 도움이 되는 건강한 생활 습관을 실천하라고 덧붙인다.

병의 조기 발견보다 중요한 것

그동안 의료계는 질병의 정의를 넓혀서 환자를 늘리기도 했다. 이를테면 혈압이나 혈당, 콜레스테롤 수치 등 질병의 진단 범위를 확장해서 환자를 더 늘려온 것은 부인할 수 없는 사실이다.

고혈압을 예로 들어보자. 일본 고혈압학회는 최고 혈압 160mmHg 이상, 최저 혈압 95mmHg 이상이던 고혈압의 진단 기준을, 2000년 최고 혈압 140mmHg 이상, 최저 혈압 90mmHg 이상으로 낮추었다. 그 결과 모든 연령대에서 고혈압 환자의 비율이 2배 이상 증가했다. 『의사와 약에 속지 않는 법』의 저자인 일본의 의사 미요시 모토하루는 진단 기준을 넓혀서 생긴 변화를 이렇게 설명한다.

"어제까지 건강하던 최고 혈압 150, 최저 혈압 92인 사람이 갑자기 고혈압 환자가 되어 약을 처방받는 상황이 되었다. 이렇게 진단 기준을 낮춘 결과 2,100만 명의 새로운 고혈압 환자가 생겨 혈압강하제를 처방받으면서 제약업계는 엄청난 이익을 얻었다."

우리나라도 사정은 다르지 않다. 과거 최고 혈압 160mmHg 이상, 최저 혈압 95mmHg 이상일 때 고혈압으로 진단하던 기준을, 요즘은 최고 혈압 140mmHg 이상, 최저 혈압 90mmHg 이상으로 변경해서 적용하고 있다. 예전에는 140~160mmHg인 사람을 고혈압 전기로 보고, 이때는 약보다 저염식이나 운동 같은 생활요법을 통해 혈압을 낮추도록 강조했다. 하지만 고혈압 진단 기준을 140mmHg로 낮추면서 생활요법은 뒷전이고, 무조건 약으로 해결

하려는 추세가 되었다.

　당뇨병도 마찬가지다. 공복 혈당이 140mg/ml 이상을 당뇨로 보던 과거의 기준을 낮추어 현재는 126mg/ml 이상이면 당뇨병이라고 진단하고 있다.

　살아 있는 우리 몸은 혈압과 혈당이 수시로 변한다. 하루 중에 언제 재느냐에 따라서 달라지기도 한다. 혈당의 경우 몸의 컨디션에 따라 일시적으로 높아지는 경우도 많다. 체내에 미생물이 침입하면 이를 물리쳐야 하는 면역계는 에너지를 많이 필요로 한다. 이때 체내에 보관 중이던 각종 영양분, 미네랄, 효소 등을 많이 쓰게 되므로, 혈액 속에 에너지원인 당분 등 영양분이 과포화 상태가 된다. 혈액 속에 일시적으로 당이 많아지는 것은 미생물을 퇴치하는 데 필요한 에너지를 공급받기 위한 우리 몸의 정상적인 생리 작용인 셈이다.

　그러나 이때 병원에서 혈당검사를 하면 당뇨병으로 진단받는다. 현대의학이 정해놓은 광범위한 기준을 적용해 당뇨병 환자나 고혈압 환자가 되어도, 아무런 이상이 없이 건강한 이들도 많다. 정작 그들을 괴롭히는 것은 '무슨 병 환자'라는 병원의 진단 결과다. 현대의학의 과잉 진단은 사람들을 성급하게 환자로 만들고 있다.

　『위험한 의학 현명한 치료』의 저자인 신경외과 전문의 김진목은 과잉 진단의 문제를 이렇게 지적한다.

　"병의 조기 발견으로 인한 병적인 스트레스는 병을 악화시킨다. 난치병인 경우에는 더욱 그렇다. 자신이 낫기 힘든 병에 걸렸다는 사실을 모르고 사는 것과, 자신이 난치병에 걸렸다는 사실을 일찍 알고 괴로워하는 것은 병의 진행 양상이 다르다. 진정한 의학의 진보란, 조기 발견하는 것이 아니라 늦은 발견이라도, 혹은 때늦은 병이라도 낫게 할 수 있는 치료법을 개발하는 것이어야 한다."

병을 조기에 찾아내야 하는 이유는 건강에 도움을 주기 위해서다. 첨단 검사 기술을 통해 일찍 발견한 병을 근원적으로 치유하기 위해 발병 원인인 잘못된 생활 습관을 환자에게 설명하고 바로잡도록 이끈다면 그 조기 발견이 국민의 건강지수를 높이는 데 큰 도움이 될 것이다. 그게 의학의 진정한 역할이다.

그러나 현실은 그 반대다. 분명한 발병 원인과 완치 방법을 제시하지 않은 채, 병에 걸렸다는 두려움을 안고 환자로 내내 살게 한다. 평생 환자로 살면서, 약이나 수술 부작용을 부추기는 상황인 것이다.

현실이 이렇다 보니 첨단 검사 기술로 병을 일찍 발견해내는 것이 솔직히 그리 달갑지만은 않다. 대부분의 사람들이 '무슨 병 환자'가 되면 걱정만 키운다는 것을 알기에! 그리고 대부분의 병원들은 발병의 근본적인 원인 찾기에는 무심하다는 것을 알기에!

최첨단 검사의 위험한 현실

"백 원장님, 안녕하세요. 저 황 작가예요."

"예, 화백님, 안녕하세요. 건강하시죠?"

"아이고 원장님, 제가 지금 다 죽어갑니다."

이른 아침부터 외국에 사는 황 화백님이 다 죽어가는 목소리로 전화를 주셨다. 그는 젊은 시절 국비 유학을 간 화가로, 팔순을 바라보는 지금까지 왕성하게 활동하는 국제적인 미술가다.

외국에 사는 그와 인연이 닿은 것은 1년 전이다. 그는 당시 머리가 아프고 손도 저려서 그림을 제대로 그릴 수 없는 상황이었다. 그곳의 여러 병원에서 정밀검사를 했지만 이상이 없다는 결과만 받았다. 이상이 없다는데도 고통스러운 증상이 사라지지 않자 그는 막연히 '곧 중풍이 올 거라는' 생각을 했다. 연세가 있는 어른들이 대체로 그렇듯이, 그 역시 건강염려증으로 불안한 마음을 키웠던 것이다.

그러던 중 마침 한국을 방문할 일이 있어 서울에 왔다가 중풍 치료를 잘한다는 소문을 듣고 우리 병원을 찾아왔다. 나는 꼼꼼하게 상담하면서 환자의 상태를 알아보고, 초음파 검사기를 통해 혈관을 점검했다. 그런데 놀랍게도 70대 고령자라고는 믿기지 않을 만큼 건강한 상태였다. 혈관의 상태와 혈액순환 정도가 30대 정도였다.

"화백님의 혈관은 젊은이들처럼 건강하신데요. 이 모니터를 좀 보세요."

나는 모니터를 통해 실시간으로 보이는 검사 결과를 환자가 직접 볼 수 있도록 했고, 얼마나 건강한지를 설명했다. 일반적인 고령자와 중풍 환자들의 혈관 사진과 비교해가면서 자세히 설명했다. 자신의 눈으로 직접 건강한 혈관을 확인한 그는 함박웃음을 지으며 기뻐했다.

그리고 곧 언제 그랬냐는 듯 두통과 저림 증상이 사라졌다. 아마도 지인이 갑자기 중풍으로 쓰러져 불구가 되는 걸 본 후로 막연하게 불안감을 키웠고, 그 두려움이 두통이나 저림 증상을 일으키는 원인이었던 것 같다.

전형적인 건강염려증이었던 그는 병원에서 검사 기기의 모니터를 통해 얼마나 건강한지를 눈으로 직접 확인하면서 불안을 떨치게 되었고, 발병 원인이었던 불안과 걱정이 사라지자 바로 건강을 되찾았다. 우리의 몸과 마음은 연결되어 있고, 마음의 변화가 몸의 변화를 유도하기 때문에 가능한 일이었다.

두려움을 털어낸 사람의 극적인 변화는 환자들을 진료하다 보면 가끔씩 보게 된다. 자세한 설명을 듣는 것만으로 호전되는 환자가 있는가 하면, 크게 걱정할 차원이 아니라는 의사의 말만으로 병세가 나아지는 환자도 있다.

방사선 노출의 위험 부담이 큰 검사

황 화백님은 감사 인사를 여러 차례 한 후 건강한 모습으로 다시 외국으로 돌아가셨다. 그런 그가 6개월 정도 지난 후 이른 아침부터 전화를 준 것이다. 그가 다 죽어가는 목소리로 털어놓은 사연인즉 이랬다. 갑자기 갑상선항진증이 와서 병원에서 정밀검사를 위해 핵의학검사를 받았는데, 검사 후 쓰러져 탈진 상태가 되었다고 한다. 제대로 일어설 수도 없을 만큼 기운이 바닥인 상태에서 의학적 조언을 듣기 위해 연락을 한 것이었다.

나는 그의 설명을 들으면서 '검사 부작용'이라는 것을 알 수 있었다. 그가 받은 갑상선 핵의학검사는 방사선 물질을 인체에 주입해 특정 장기의 형태와 기능 변화를 알아보는 첨단 검사법이다. 인체에 해로운 방사선 동위원소를 미량 주사해 촬영하기 때문에, 황 화백님 같은 고령자에게는 부담이 될 수 있다. 방사선 노출의 위험 부담으로 인해 의료계에서도 자주 하는 것을 피하라는 검사법이다.

"화백님께서 연세가 있으시고, 선천적으로 심장 기능이 좀 약하셔서 검사 후유증으로 쓰러지신 것 같습니다. 방사선에 민감한 체질이셨나 봅니다. 하지만 너무 걱정하지 마세요. 걱정하면 오히려 건강에 해롭다는 건, 지난번 경험으로 아시죠. 시간이 지나면 기운을 차리실 테니 불안해하지 마세요. 제가 원기 회복에 좋은 공진단을 10알 보내드릴 테니, 이거 드시면 곧 나으실 겁니다. 국내산 진짜 사향을 넣어 제가 직접 만든 귀한 약인데요, 한방에서는 원기 회복에 가장 좋은 약이니 잘 챙겨 드십시오."

나는 우선 불안에 떨고 있는 그를 안심시킨 후, 공진단 10알을 보냈다. 그는 공진단을 7알째 먹고 완전히 정상 컨디션을 회복했다. 건강을 되찾은 후 직접 그린 그림과 책, 감사의 손 편지까지 보내주셔서 얼마나 흐뭇했는지 모른다.

황 화백님처럼 병을 알아내기 위해 받는 검사 과정에서 부작용을 겪는 일은 드물지 않다. 요즘은 보다 정밀하게 진단하기 위해 수많은 검사가 있다 보니 그 과정에서 의료사고를 겪는 일까지 있다. 검사 도구를 삽입하는 과정에서 조직을 손상시키거나, 내시경 검사의 고통을 줄이기 위해 사용한 마취로 부작용을 일으키거나, 보다 명확한 영상을 얻기 위해 쓰는 조영제의 과민반응으로 사망하는 사고까지 있다.

'병을 진단하는 과정에서 받는 검사가 위험할 수 있다'고 하면 환자들에게 공포감을 줄 수 있지만 '마냥 안전하지 않다'는 사실은 분명하게 알아둘 필요가 있다. 특히 위험 부담이 큰 검사법은 환자와 가족이 미리 알고 있어야 과잉 검진을 막고, 보다 안전하게 검사를 받을 수 있다.

잦은 검진이 병을 일으키기도

그동안 병원의 검사 과정에서 가장 문제로 지적되어온 것은 방사선 노출의 위험성이다. X선 촬영이나 CT 촬영에 이용되는 방사선은 유전자를 손상시키고, 후대에까지 악영향을 미칠 우려가 있다. 뿐만 아니라 당뇨병, 심장병, 뇌졸중, 고혈압, 백내장, 암 등의 성인병을 부추기는 하나의 요인이라는 연구 결과도 있다.

물론 1회 X선 촬영의 피폭량은 건강을 염려할 만큼 크지는 않다. 그러나 방사선이 인체에 미치는 영향은 개인의 평생 피폭량에 따라 증가하기 때문에 미래의 건강을 위해 신중해야 한다.

2006년 월스트리트저널의 발표에 따르면, 흉부 X선 촬영 시 방사선량은 0.01~0.1mSv, 유방촬영술 맘모그램의 경우 0.8mSv, 두경부 CT의 경우 2mSv, 복부-골반 CT의 경우 10mSv, 관상동맥 혈관조영술의 경우 18mSv, 전신 스크리닝 CT의 경우 12~25mSv 정도로 나타났다. 제2차 세계대전 당시 핵폭탄의 방사선량이 평균 20mSv 정도였다는 것을 비교한다면 진단용 방사선을 결코 가볍게 생각할 수 없을 것이다.

최근에 관상동맥 CT 검사의 증가로 인해서 유방암이 늘었다는 연구 결과도 있다. 단기간에 여러 차례 방사선 촬영을 하는 것은 분명 피해야 한다. 핵의학검사인 PET도 방사선 물질을 체내에 주사하기 때문에 신중해야 할 검사다.

영상검사에서 쓰이는 조영제도 위험성이 알려져 있다. 촬영할 때 혈관에 주사하거나 먹는 조영제는 보다 명확한 영상을 얻기 위해 사용하는 화학물질로, 드물기는 하지만 피부 및 혈관손상, 과민증, 신증, 신경독성 등의 부작용이 보고되고 있다.

조영제를 이용한 특수 촬영 가운데 뇌혈관조영술이나 관상동맥조영술의 경우는, 조영제를 주입하기 위해 혈관에 관을 삽입하는 과정에서 혈관 벽의 플라크나 혈전을 자극해 검사 도중 뇌졸중을 일으킨 피해 사례도 있다.

내시경을 체내에 삽입해 관찰하는 내시경검사의 경우도 부작용이 보고되고 있다. 내시경을 삽입할 때 불편하기 때문에 마취제를 쓰는 경우가 있는데, 그 마취제로 인한 부작용이다. 최근 들어서는 내시경 기기를 제대로 소독하지 않는 경우가 밝혀지면서, 검사 기구를 통해 간염이나 후천성면역질환에 감염될 위험성도 제기되고 있다.

이렇듯 각종 검사법이 발달한 현대의학은 검사 자체가 위험성과 부작용을 낳기도 한다. 검사를 많이, 자주 하는 사람이라면 그만큼 부작용을 겪을 위험성이 커지는 셈이다. 실제 1993년 캐나다의 국립암센터에서 40대 여성 5만 명을 대상으로 조사한 결과에 따르면, 검사를 자주 받는 여성들에게 유방암이 발병하는 사례가 50%

더 많고, 또 사망으로 이어지는 사례도 30%나 더 많은 것으로 나타났다. 방사선과 조영제 등에 자주 노출되면서 인체 면역력이 무력해졌기 때문이라고 분석하고 있다.

　의료상업주의가 과잉 검사를 부추기고 있는 현실이므로, 환자와 가족이 치료 전반에 대해 공부하고 꼼꼼히 점검하듯, 검사를 할 때도 세심한 점검이 필요하다.

　'검사는 안전하다', '비용이 많이 드는 검사법이 더 유용하다', '검사를 많이 할수록 건강에 더 도움이 된다' 같은 말을 하는 병원이 있다면, 분명 '의술'보다는 '상술'에 능하다고 보아야 한다.

발병 원인을 찾지 않는 불량 의학

한여름에 긴팔 옷을 입고 단추를 목까지 채운 경미 씨가 진료실로 들어섰다. 추위를 많이 탄다는 걸 한눈에 알 수 있었다. 그녀는 심각할 정도로 추위를 타는 냉증이었다. 겨울에는 제대로 외출을 할 수 없었고, 한여름에도 선풍기나 에어컨 바람을 견딜 수 없어 늘 긴팔 옷을 입고 다녔다. 추위가 심할 때는 온몸의 무력감으로 정상적인 생활이 불가능했다.

서른 살인 그녀는 냉증 말고도 위장병을 달고 살았다. 어릴 적부터 자주 체하고 소화가 잘되지 않아 고생해왔다. '삼십 평생 골골하며 살았다'고 말할 정도로 분명한 병적 이상을 가지고 있었다.

하지만 병원에서는 늘 '정상'이라고 했다. 수많은 병원을 갔지만

'이상이 없다'는 똑같은 검사 결과만 들었다. 진단 결과가 늘 정상으로 나왔기 때문에 의학적 치료를 받아본 적도 없었다. 그녀는 병원 치료를 아예 포기한 채, 냉증과 위장병을 평생 감내해야 할 장애라고 여기며 살았다.

그런 그녀가 최근 증상이 더욱 심해지면서 도저히 견딜 수 없게 되자, 수소문 끝에 나를 찾아왔다. 지푸라기라도 잡고 싶은 심정이라고 했다. 많은 병원을 다니며 속만 태웠던 지난 경험과 병적 이상을 설명 들으면서 그 고통의 무게를 헤아릴 수 있었다.

나는 가장 먼저 경미 씨의 발병 원인을 찾기 시작했다. 기초적인 검사는 물론 타고난 체질을 파악하고, 장시간 상담을 통해 생활 전반에 대해 알아갔다. 생활환경, 식습관, 하루 일과, 심리적 상태 등을 묻고 알아가면서 조금씩 발병의 원인을 찾아낼 수 있었다.

경미 씨는 타고나기를 위장 기능이 약하고 추위를 많이 타는 체질이었다. 체질이란 사람마다 타고나는 고유한 특성을 일컫는 말이다. '열성 체질인지, 냉성 체질인지, 강한 장부와 약한 장부는 무엇인지' 등이 사람마다 선천적으로 다르기 때문에 병적 이상도 차이가 난다. 어떤 사람은 어릴 적부터 찬 것을 좋아하고, 어떤 사람은 따뜻한 것을 더 좋아하는 것은 체질이 다르기 때문이다. 또한 선천적으로 강한 장부와 약한 장부가 다르기 때문에, 어떤 사람은 위 기능이 약해서 위장병에 잘 걸리고, 어떤 사람은 폐 기능이 약해서 감기에 잘 걸리는 등 차이를 보인다.

경미 씨는 선천적으로 소화 장애와 냉병을 앓기 쉬운 체질을 타고났다. 그러나 이런 체질이라고 해서 모두 그녀처럼 심각한 병적 증상을 보이지는 않는다. 그저 남들보다 소화력이 좀 약하고 추위를 좀 더 타는 데 그치는 것이 일반적이다.

그런데 경미 씨가 정상적인 생활이 불가능할 정도로 병적 이상을 보이는 것은, 병을 부추기는 생활을 하고 있다는 뜻이었다. 나는 최첨단 검사 시스템으로도 알아내지 못한 발병의 원인을 찾기 위해 그녀의 일상에 대해 오랫동안 상담을 했다. 그리고 발병 원인을 하나씩 알아냈다.

가장 문제가 된 것은 잘못된 식생활이었다. 어릴 적부터 소화력이 약했던 그녀는 육류를 먹으면 소화가 잘되지 않아서 기피하게 되었고, 그러다 보니 거의 채식 중심의 식사를 하고 있었다. 육류는 몸에 열을 내는 따뜻한 성질의 식품이고, 근육량을 늘려 체내 발열을 돕는 양질의 단백질 식품이다. 경미 씨 같은 체질에게 가장 맞는 식품이다.

반면 채소는 찬 성질의 식품으로, 냉성 체질인 사람이 많이 먹을 경우 몸을 더욱 차게 만들어 병을 일으키게 된다. 그렇지 않아도 몸이 냉한 사람이, 몸을 더욱 차게 하는 채소 중심의 식사를 한 것이 발병을 부추긴 주요 원인이 되었던 것이다.

또 다른 발병 원인은 운동 부족이었다. 추위를 많이 타고 몸이 약하다 보니, 몸을 움직이고 운동하는 것 자체를 싫어했다. 운동은커녕 일상적인 움직임도 보통 사람들보다 적었다. 추위를 많이 탈수록 몸을 움직여 체내에서 열이 발생하도록 해야 한다. 또 운동을 통해 근육량을 늘려야 발열에 도움이 되고 추위도 덜 타게 된다.

물론 그녀 역시 운동을 해야겠다는 생각을 하지 않은 건 아니다. 그러나 대부분 작심삼일이 되었다. 춥고 기운이 없어서 움직이지 않으니, 더욱 추위를 타는 약골이 되는 악순환이 반복되었던 셈이다. 나는 그 진단 결과와 발병 원인을 환자에게 하나씩 설명했다. 발병 원인인 잘못된 생활 습관을 바꾸면 냉증과 위장병에서 벗어날 수 있다는 것도 알렸다.

환자가 병의 고통이 큰 만큼 우선 냉기를 몰아내고 위장 기능을 강화하는 약과 침으로 병적 이상을 다스렸고, 발병 원인을 근본적으로 바로잡는 생활치유법도 전했다. 찬 성질의 음식을 주로 먹던 식단을 바꾸어 따뜻한 성질의 음식을 중심으로 먹고, 체력에 부담이 되지 않는 한 하루 30분 정도 걷기를 권했다.

그녀는 '이상 없다', '모른다'는 답변이 아닌 발병 원인과 분명한 처방을 받은 것만으로도 기뻐했다. 자신의 생활에 병의 원인이 있다는 것을 알게 된 후, 그녀는 굳은 의지를 가지고 잘못된 생활 습관을 바꾸어나갔다. 그러자 조금씩 소화 장애와 냉증에서 벗어나기 시작했다. 오래 키워온 병인 만큼 빠르게 낫지는 않았지만, 3개월 정도 치료를 한 후부터 정상적인 생활이 가능할 정도로 건강을 회복했다.

"따스한 곳에 살면 건강에 좋은 체질이니, 따뜻한 지방으로 시집가면 좋을 겁니다."

마지막 진료를 하던 날, 감사 인사를 하는 그녀에게 우스갯소리로 건넨 말이다. 그런데 말이 씨가 된 것인지 그녀는 하와이로 시집을 갔고, 따뜻한 환경 속에서 바른 생활 습관을 실천하면서 건강하게 살고 있다고 한다.

현대의학은 무수히 많은 '원인 불명' 혹은 '원인 불명확' 환자를 만들고 있다. 하지만 엄밀히 말하면 완전한 원인 불명 질환은 없다. 원인 찾기를 등한시하는 불량 의학과 병원만 있을 뿐이다.

백태선 원장의 똑똑한 병원 이용 ①
병원 검사 전에 꼭 알아야 할 5가지

검사의 내용을 미리 제대로 이해하자

병원에서 검사에 들어가기 전에 환자와 보호자는 해당 검사의 목적, 검사 부위와 방법, 위험성과 불편 사항, 비용과 보험 적용 여부, 주의 사항 등을 구체적으로 물어 이해해야 한다. 무엇을 위한 검사인지를 환자가 제대로 알아야만, 자신의 질병에 대한 이해도를 높일 수 있고 보다 안전하게 검사를 받을 수 있다.

일반적인 건강검진을 받을 때도 마찬가지다. 대부분의 병원에서는 검진을 받기 전에 예진을 실시한다. 형식적으로 그치는 이 예진을 잘 활용해서, 천편일률적인 검사가 아닌 자신에게 맞도록 미리 충분히 상담하자. 과거에 어떤 검사를 받았는지, 어떤 병을 앓았는지, 집안에 어떤 환자가 있는지는 물론이고 현재의 생활 습관 전반에 대해 상담하면 검진 항목 선정에 도움이 된다. 미리 검사의 내용을 제대로 이해하면, 자신에게 불필요한 검사는 피하고 보다 효율적인 검사를 하게 될 것이다.

효율성이 입증되지 않은 검사도 많다

검사 자체의 실질적인 효과가 의문시되는 검사법도 있다. 검사란 질병을 진단하고, 치료 후에 변화와 효과를 관찰할 수 있어야 한다. 즉 이전의 검사 때보다 호전된 정도를 측정할 수 있어야 한다. 그런데 질병의 경과를 진단할 수 없어 단지 일회성에 그치는 검사법이나 과장되게 알려진 검사법은 피하는 것이 좋다. 혈액만으로 중풍을 검사할 수 있다는 '생혈검사', 체내 독성을 측정한다는 '모발검사' 등이 그 예이다. 이들 검사법을 마치 특별한 효능이 있는 첨단 검사인 것처럼 과장해 알리고 수익을 올리는 병원들도 있다.

혈액으로 각종 암을 찾아낸다는 종양표지자검사도 아직은 정확하지 않다. 간암표지자AFP검사와 전립선암표지자PSA검사가 암 판별의 효용성을 인정받고 있는 정도다. 물론 이들 검사에서 수치가 높다고 해서 반드시 암이라는 말은 아니다.

기본 건강검진 프로그램에 포함되어 있는 위암예측자CA72-4검사는 아직 일반인에게 암을 찾아낸다는 효용성을 제대로 인정받지 못한 상태다. 그 외의 다른 암을 찾는 혈액검사 역시 정확도가 떨어진다. 부정확한 결과 때문에 환자에게 불안감을 주고 불필요한 다음 단계의 검사를 하게 만드는 과잉 검사라는 지적이 높다. 이들 종양표지자검사가 보험이 적용되지 않아 고비용이라는 것도 문제다.

의료의 전 분야가 그렇듯이, 새로운 검사법은 우선 주의하는 것이 좋다. 그 검사가 실질적인 가치가 있는지, 문제는 없는지를 시간의 검증을 받은 후에 이용하는 것이 현명하다.

보다 안전한 검사법을 이용하자

병원의 검사 가운데는 동의서에 서명이 필요한 경우가 있다. 이것은 우리 몸에 어떤 위험을 줄 가능성이 있다는 말이다. 동의서를 꼼꼼히 읽어보고 서명해야 한다.

또 응급 상황이 아니라면, 보다 안전한 검사법을 먼저 시행하는 것이 현명하다. 예를 들어 심근경색을 진단하기 위한 제일 정확한 검사는 관상동맥조영술이다. 이것은 심장 인근의 관상동맥에 관을 삽입하고 조영제를 넣어 관상동맥의 협착 여부를 알아보는 검사다.

그러나 그 과정에서 삽입한 관이 혈관 내의 플라크를 건드려 갑자기 심근경색이나 뇌졸중을 일으킬 수도 있다. 이런 위험을 감수하기보다는 차라리 정확도가 떨어지더라도 혈액검사나 운동부하검사, CT검사 등으로 보다 안전하게 검사하는 것이 현명하다.

엑스레이, CT, 핵의학검사에서 쓰는 방사선이 발암을 부추길 수 있으므로, 방사선검사는 신중하게 받고 자주 하는 것은 피해야 한다. 내시경검사를 할 때도 부작용을 일으킬 수 있는 마취제 사용은 피하는 것이 좋고, 내시경 관리가 안전한지 확인할 필요가 있다.

과잉 검사, 중복 검사를 피하자

병원에서 각종 검사를 받을 때는 미리 꼭 필요한 검사인지를 물어야 한다. 고가의 검진 장비가 많고 그것을 활용해야 하는 병원으로서는 과잉 검사를 유도할 수 있기 때문이다.

일례로 종합병원의 기본 검진에는 복부초음파 검사가 있다. 정밀검사를 할 경우 복부CT검사가 추가된다. 이 두 검사는 약간의 차이는 있지만 효용성은 거의 동일하다. 동시에 받는다면 중복 검사이고 과잉 검사다. 게다가 CT 촬영은 방사선 노출의 위험 부담이 크므로 더욱 중복 검사를 피해야 한다.

검사를 받기 전에 미리 해당 검사가 무엇을 알아보기 위한 것인지를 구체적으로 묻고 이해하면 중복 검사를 피할 수 있다.

고효율, 저비용 검사법을 이용하자

몸에 이상이 있다고 무턱대고 종합건강검진을 받는 사람이 있다. 뭔가 이상이 있을 때 한꺼번에 몸 전반의 건강을 점검하려는 것이다. 그러나 이건 잘못된 생각이다. 종합검진은 보험이 적용되지 않을뿐더러 그 가운데는 CT, MRI 등 증상과 무관한 고가의 정밀검사가 패키지로 포함되는 경우가 있다. 두통, 현기증 등 특정한 증세가 있을 경우, 건강검진 대신 일반 진료를 통해 필요한 검사를 받는 것이 보험이 적용되어 비용을 줄일 수 있다.

검사의 효용성 면에서도 어떤 증상이 있을 때는 건강검진이 아니라 그 증상에 해당하는 진료를 한 후 진단을 받아야 한다. 건강검진이란 원칙적으로 증상이 없을 때 받는 검사이므로, 특정한 증상에 대해 답을 주지 못하거나 진단을 놓치는 경우가 있다.

일반적으로 종합 병원의 검사는 필요 이상으로 검사 항목이 많아서 비용이 더 드는 편이다. 예를 들어 대학 병원에서 찍는 MRI에 비해 영상의학과에서 찍는 MRI는 대개 30% 이상 저렴하다. 따라서 종합검사를 받기 전에 미리 진료를 신청해서 보험이 적용되는 검사 항목과 검사비를 줄이는 법을 상담하는 것이 좋다. 건강검진의 경우 고비용일수록 더 많은 의료 정보를 얻지만, 그 실효적인 가치는 의문이다. 돈만 낭비하는 경우도 있다는 말이다.

검진 비용을 줄이기 위해서는 국민건강보험공단www.nhic.or.kr에서 2년마다 실시하는 무료 검진을 적극 활용하는 것도 좋다. 이때 기본 검사 외에 추가 항목을 넣어 검사를 받을 경우 비용을 줄일 수 있다.

종합검진은 큰 병원보다 중소 병원의 검사가 의료수가가 낮고, 한국건강관리협회www.kahp.or.kr 등을 이용하면 비용을 줄일 수 있다. 큰 병원에서 종합검진을 받을 때는 개인에 따른 맞춤 검진 서비스가 있는 곳을 이용하면 효율적이다. 나이, 성별, 가족력, 직업 등에 따라 자신에게 맞는 건강검진 프로그램을 선택하는 것이 비용을 줄이는 방법이다. 병원마다 검진 프로그램이 조금씩 차이가 나므로 검사 항목과 비용, 다른 병원과 비교한 특징을 세세히 알아본 후에 선택하자.

∷ Tip_ 한방 검사, 이렇게 이해하자

한의학에서 진단은 망望, 문聞, 문問, 절切 네 가지 진단법을 이용한다. 또한 질병의 증상을 음양陰陽, 표리表裏, 한열寒熱, 허실虛實로 구분해 치료한다.

망진望診은 눈으로 관찰해 건강과 질병의 상태를 알아내는 것으로, 얼굴이나 몸의 색과 형태를 관찰하는 진단법이다.

문진聞診은 환자의 호흡 상태, 목소리, 가슴과 배의 소리 등으로 진단하는 방법이다.

문진問診은 환자에게 병적 상태를 물어보고 진단을 내리는 방법이다. 양방에서 하는 문진과 같은 개념이다.

절진切診은 촉진과 맥진으로 나뉘며, 촉진은 신체 각 부분을 만지거나 두드려서 그 반응으로 이상 유무를 진단하는 방법이다.

맥진은 한의학의 독특한 진단법으로 맥을 살펴 진단을 내리는 방법이다. 맥은 경락과 혈관, 심장 박동에 의한 주기적인 움직임으로 맥동脈動의 강약, 빠르기, 크기, 규칙성 등을 28가지로 구분해 이상 유무를 판단한다.

질병의 증상을 판단하는 기준인 음양陰陽, 표리表裏, 한열寒熱, 허실虛實을 가리켜 8강綱이라고 한다. 증상이 나타나는 부위에 따라 표리表裏로 나누고, 질병의 성질에 따라 한열寒熱로 구분한다.

좋은 기氣인 '정기正氣'와 나쁜 기인 '사기邪氣'의 강약에 따라 허실虛實로 나누기도 한다. 허虛는 정기가 쇠약해진 것을 가리키며, 실實은 사기의 작용이 강한 것을 가리킨다. 음양陰陽은 8강의 조합에 의해 나타나는 전체 모습을 말하는데, 표表, 실實, 열熱은 양으로, 이裏, 허虛, 한寒은 음으로 간주해 진단하기도 한다.

한의사의 감관에 의해 주로 질병을 진단해온 한방에서도 과학화가 추진되면서 진단의학이 발달하고 있다. 맥진 기계를 이용한 진맥, 즉 심장의 상태를 알아보는 '맥파검사', 생체 전자기 현상을 이용해서 피부 저항을 측정해 관련 장부의 기능을 진단하는 '양도락검사', 인체의 전기적 반응을 이용해 경락과 관련 장부의 기능을 진단하는 '경락기능검사' 등을 실시하는 병원도 있다. 그러나 한방의 검사 시스템이 아직까지는 질병의 경과와 치료 후의 변화를 제대로 알 수 없는 한계가 있는 것이 사실이다. 한방 의료기관에서 검사를 할 때도 무엇을 알아보기 위한 검사인지, 반드시 필요한 검사인지, 비용은 어느 정도이며 건강보험이 적용되는지, 검사 과정에서 부작용 위험성과 불편은 없는지 등을 미리 물어보고 임해야 한다.

이송미 작가의 똑똑한 생활치유 ①
많은 검사를 하며 깨달은 의학의 한계

"선생님, 왜 이런 이상한 가려움증이 생겼을까요?"
"원인이 분명하게 밝혀진 병이 아닙니다. 그래서 낫기 힘든 거죠."
어머니가 중증 아토피를 앓으실 때 찾아간 대학 병원에서 담당 주치의로부터 들은 말이다.

'3시간 대기 3분 진료'인 그 대학 병원은 환자들로 넘쳐났다. 환자들이 빼곡히 들어선 진료실 안에서 나는 준비해간 질문을 재빨리 했지만 돌아오는 답은 '모른다'였다. 어머니의 아토피를 치유하기 위해 동네 의원에서 시작해 좀 큰 병원을 거쳐 그 대학 병원까지 갔지만 대답은 같았다. 답답하고 막막했다.

그래도 '대형 대학 병원이고, 아토피 환자들이 많이 찾는 곳이라면 더 나은 치료를 하겠지' 하는 기대감으로 열심히 다니며 치료를 받았다. 하지만 어머니의 아토피는 점점 심해졌고, 급기야 약 부작용까지 겪으면서 병원 치료를 중단하게 되었다. 발병 원인도 모르는 병원에서 근본적인 치유를 기대할 수 없다는 걸 뒤늦게 깨달은 것이다.

병을 일으킨 원인부터 찾아야 한다는 뼈아픈 자각은, 어머니의 생활을 점검하고 발병을 부추기는 잘못된 생활 습관을 바로잡는 근원적인 치유의 길로 이끌었다. 그리고 생활을 완전히 바꾸는 피나는 노력 끝에 아토피의 굴레로부터 벗어날 수 있었다.

아토피의 고통에서 벗어나던 해 겨울, 어머니는 눈길에 미끄러져 발목이 골절되는 사고를 당하셨다. 열심히 산에 다니고 운동도 하시던 어머니가 갑자기 깁스를 하고 제대로 움직이지도 못한 채 한 달 동안 계셨다.

계속되는 환자 생활에 심리적 스트레스가 쌓이고, 몸의 순환기능도 떨어지면서 그 후 중풍 전조 증상이 나타났다. 몸의 오른쪽 반신이 저리고 감각이 둔해진 것이다.

그 증상은 몇 분 만에 풀리긴 했지만 중풍이라는 병이 생명을 순식간에 앗아갈 수도 있고 반신불수 등의 큰 후유증을 남길 수도 있기에 당장 병원으로 달려갔다. 인터넷으로 검색한 중풍에 대한 자료를 읽으면서 말이다.

정밀검사를 위해 찾아간 대학 병원에서 이틀에 걸쳐 혈액검사부터 MRI까지 많은 검사를 했다. 검사 결과 '왼쪽 뇌의 혈관이 약간 막힌 초기 중풍'이라고 했다. 나는 주치의와의 상담 시간에 준비해 간 메모지를 꺼내 궁금한 것을 하나씩 물었다.

"그동안 식생활부터 운동까지 생활 관리를 비교적 잘하신 어머니에게 왜 중풍이 왔을까요?"

"일반적으로 중풍은 나쁜 식습관, 운동 부족, 스트레스, 노화 등의 원인으로 발병한다고 알려져 있는데요, 뭐라고 분명하게 말할 수는 없습니다."

"그럼 앞으로 어떻게 해야 합니까?"

"더 심해질 수도 있기 때문에 예방약을 계속 먹어야 합니다."

"권하시는 그 약을 먹으면 중풍이 완전히 예방됩니까? 혹시 부작용은 없나요? 어머니가 예전에 아토피를 오래 앓으시면서 약 부작용으로 고생하신 경험이 있어 증상 완화제를 계속 먹는 건 부담스러워서요."

"중풍이 100% 예방되는 건 아니지만 이런 경우 통상 약을 먹는 것이 일반적입니다. 약 부작용은 사람에 따라 일부 나타날 수도 있고요."

결국 병을 완전히 치유하거나 예방하지 못하면서 부작용의 위험성이 있는 약을 평생 먹어야 한다는 말이었다. 환자가 많은 대학병원임에도 솔직하고 자세하게 설명해준 담당 의사에게 감사 인사를 하고 나온 후 우리는 다시 병원에 가지 않았다.

집으로 돌아온 후 아토피 치료 때 그랬던 것처럼, 증상을 점검하고 발병 원인을 찾아 바로잡는 생활치유를 본격적으로 시작했다. 운동을 해도 될 만큼 다리가 회복되면서 어머니는 다시 운동을 시작하셨고, 식이요법을 비롯해 족탕 등 생활요법을 하나씩 실천하면서 중풍의 위험성에서 벗어날 수 있었다. 그 후 지금까지 어머니의 중풍 증상은 다시 나타나지 않았다.

아토피, 중풍, 암 진단을 거치며

병원에서 초기 중풍 진단을 받은 지 1년 후, 모든 병의 굴레에서 벗어났다며 기뻐할 무렵 어머니는 다시 암이라는 진단을 받으셨다. 하혈 증상을 보여 찾아간 병원에서 암이 의심된다는 말을 처음 들었고, 큰 대학 병원에서 조직검사와 함께 많은 검사를 거친 후 '자궁암 2기'라는 진단을 받았다. 담당 의사는 빨리 수술을 하는 것이 좋다는 말만 했다. 그 대학 병원은 밀려드는 환자들로 인해 무얼 제대로 물을 수도 없는 분위기였다.

어머니가 암 진단을 받던 날, 나는 하늘이 무너지는 듯한 절망과 마주했다. 운명이 가혹하다고도 여겼다. 그러나 다행히 그 절망감을 빨리 털어낼 수 있었다. 이미 두 차례나 난치병을 치유한 경험이 있었기 때문이다.

병원에서는 당장 입원과 수술을 권했지만 나는 그게 최선의 치료법도, 근원적인 치유법도 아니라고 판단했다. 게다가 어머니는 수술에 대해 큰 심리적 거부감을 갖고 계셨다. 암 수술 후에도 재발해서 고생만 하다가 죽은 친지들을 많이 보셨기 때문이다.

단지 악성 종양을 잘라낸다고 해서 암을 부추긴 원인이 사라지는 건 아니다. 아토피와 중풍을 치유한 우리에겐 근원적인 완치법을 찾을 만큼 치유의 내공이 쌓여 있었다.

나는 다시 마음을 다잡고 어머니의 발암 원인을 찾기 시작했다. 음식부터 운동, 환경 등 생활 전반을 세심하게 챙기면서 건강을 지키기 위해 노력했는데 대체 무엇이 문제였을까? 스스로 수없이 질문을 하고 답을 찾기 위해 공부에 몰두했다. 그리고 결국 내 어머니의 발암 원인을 찾을 수 있었다. 그러자 자연스럽게 치유의 길도 보였다.

그게 벌써 9년 전의 일이다. 지금 내 어머니는 암 선고를 받기 전보다 더 건강하고 활기차게 살고 계신다. 살아 있는 '지금 이 순간'의 행복을 찾고, 아픈 친구 분들을 찾아다니며 어떤 병도 나을 수 있다고 위로하시면서!

환자 가족으로 오래 산 탓에, 나는 병원에서 어머니가 수많은 검사와 진단을 받는 것을 지켜보았다. 하지만 그 어떤 검사와 진단도 환자에게 가장 절실한 답을 주지는 않았다. 왜 병이 들었고, 어떻게 하면 병의 굴레를 완전히 벗을 수 있는지에 대한 해답을 얻을 수 없었다.

첨단의학에 대한 환상은 완전히 무너졌다. 하지만 실망과 절망을 거듭하면서 결국 질병 치유에서 중요한 것을 얻었다. 환자와 가족이 직접 공부하고 노력해야 한다는 것! 자신의 생명을 지키는 건

결국 자신이라는 것!

의학에 기댈 수 없다는 것을 알게 된 덕분에 우리는 비로소 치유의 주체가 될 수 있었다. 그게 바로 진정한 치유로 향하는 더없이 중요한 첫걸음이었다.

Chapter 02

원인을 모르니
나을 수 없지

병을 '치유'보다 '관리'하는 의학

"잘못된 식생활을 바로잡으시고 운동도 하셔야 합니다. 그래야 혈압도 낮아지고 신경통도 낫습니다."

"고혈압이 나을 수 있다는 말입니까? 평생 따라다닌다고 했는데……."

고혈압과 만성 신경통을 호소하는 환자를 진료하면서 근원적인 치유의 길을 설명하자, 그가 놀라면서 내게 한 말이다. 그는 3년 전부터 고혈압을 진단받고 혈압약을 먹고 있었다. 몇몇 큰 병원에서 진료를 받았지만 그 어디에서도 나을 수 있다는 말을 듣지 못했다고 한다. 그래서 평생 혈압약을 먹으면서 병과 함께 살아야 한다고 믿고 있었다.

이것은 비단 그 환자만의 생각은 아니다. 대부분의 만성 질환자들이 그렇게 생각한다. 현대의학은 만성병을 치유하기보다는 계속 약으로 증상을 다스리라고 하기 때문이다.

고혈압, 고지혈증, 심장병, 중풍, 당뇨병, 아토피 및 알레르기, 관절염, 신경통 등 오늘날 병원은 평생 환자로 살아야 하는 이들로 넘쳐난다.

평생 병을 달고 사는 사람들

현대의학이 병든 사람을 '완치할' 책임을 다하지 못하는 가장 근본적인 이유는, 발병 원인을 제대로 찾아 없애거나 바로잡지 못하기 때문이다.

'원인 불명'이라고 진단된 병이 아니더라도, 오늘날 문제가 되는 대부분의 만성병은 발병의 원인이 불확실하거나 복합적이다. 병원균처럼 눈으로 확인해서 없앨 수 있는 병이 아닌 비병원성 만성병에 현대의학은 속수무책이다. 병의 원인을 제대로 모르기 때문에 근본적인 완치법이 아닌 증상 완화에 매달린다.

당뇨를 예로 들어보자. 현대의학은 당뇨가 췌장의 랑게르한스섬 기능이 무너지면서 포도당을 분해하는 인슐린을 분비하지 못하거나, 인슐린이 분비되어도 제 기능을 하지 못해 발병한다는 것을 알아냈다. 전 세계 당뇨 환자의 90%는 인슐린이 제대로 분비되는데도 포도당을 조절하지 못하는, 인슐린 저항성을 보이는 당뇨병이라는 것도 밝혀냈다.

그러나 정작 왜 그런 이상이 생겼는지는 명확하게 알지 못한다. 그래서 합성 인슐린을 주사하거나 혈당강하제로 얼마간 혈당을 조절할 수는 있지만 췌장의 기능을 정상화하는 근본적인 치료는 하지 못한다. 말하자면 그때그때의 임시적인 치료를 계속할 수밖에 없는 것이다.

코넬대학교 의대 에릭 카셀Eric J. Cassell 교수는 '항생제를 제외하고는 어떤 환상적인 치료법도 질병의 원인에 직접 작용하지 않는다'고 말한다. 현대의학의 치료법이 근본적인 치유와는 거리가 멀다는 말이다. 병원균이 문제가 되는 경우라고 해도, 그 병원균의 존재가 발병의 모든 원인은 아니라고 한다.

"결핵균을 결핵의 원인으로 보는 것은 소박한 해석에 지나지 않는다. 이는 '필요조건'이기는 하지만 '충분조건'은 아니다."

결핵의 발병에서 결핵균은 하나의 원인일 뿐이라는 지적이다. 같은 음식을 먹어도 식중독에 걸리는 사람이 있는가 하면, 멀쩡한 사람도 있다. 또 같은 환경에 있어도 감기에 걸리는 사람이 있는 반면, 건강한 사람도 있다. 병원균이나 바이러스가 원인인 질환조차도 개인에 따라 다르게 작용한다는 말이다. 결국 현대의학은 대부분의 질병 원인을 제대로 파악하지 못하고 있는 셈이다.

발병의 원인을 명확히 모르기 때문에 완치가 아닌 증상을 가라앉히는 데 주력한다. 병의 원인을 찾아내서 바로잡는 근본 치료를 하는 것이 진정한 의술임에도 불구하고, 가시적인 증상만 잠시 완화하는 대증요법對症療法이 중심이 되고 있다. 그러다 보니 오래도록 병원 치료를 해도 완치되지 않는 병이 대부분이다.

획일적인 의학의 한계

현대의학이 발병의 원인을 명확히 찾지 못하는 주된 이유는 '사람'이 아닌 '질병' 중심의 획일적인 의학이기 때문이다. 같은 병을 가진 사람이라고 해도, 타고난 체질과 생활 방식이 다르므로 병의 원인도 다를 수밖에 없다.

같은 당뇨병이라고 해도 췌장의 기능을 비정상적으로 만든 원인은 사람마다 다르다. 잘못된 식생활, 심신의 스트레스, 운동 부족, 약물 과다 복용 등 당뇨를 부추기는 여러 요인 가운데 그 환자에게 문제가 된 진짜 원인을 찾아야 한다.

하지만 현대의학은 환자 개개인을 이해하려고 하지 않는다. 발병의 뿌리가 된 그 사람의 '체질'이나 '생활 습관'보다는 바이러스, 세균, 세포의 돌연변이, 유전 등에만 관심을 둔다. 질병의 원인을 파악할 때 그 병적 현상을 출발점으로 하다 보니, 질병의 증상에 따른 진단법이 뿌리내렸고 '고혈압에는 무슨 약, 당뇨병에는 무슨 약'이라는 식의 획일적인 처방과 치료가 이루어진다.

'병자'는 보지 않고 '병'에만 매달리고 있고, 병을 앓는 '인간' 중심의 의학이 아니라 '질병' 중심의 의학이 되고 있다. 같은 병을 가진 사람이라고 해도 타고난 체질과 연령, 생활 습관, 환경, 심리 상태, 면역력 등이 모두 다른데도 동일한 병명을 가진 수많은 환자들이 천편일률적인 치료를 받고 있다.

환자 개개인의 차이를 인정하지 않기 때문에 같은 치료를 받고도 효과를 보는 사람이 있는가 하면 부작용만 겪는 사람도 있다. 현대의학이 개인의 특성을 고려하지 않는 질병 중심의 획일적인 의학으로 머물러 있는 한, 결코 진정한 치유에 이를 수 없을 것이다.

오늘날 최첨단 의학은 질병을 치료하기보다는 증상을 다스리면서 관리하고 있다. 만성병은 평생 달고 살아야 할 병이므로 사이좋게 지내라고까지 한다. 우리 사회 전반에 만연한 상업주의가 '완치'보다 계속 '관리'해야 하는 환자를 늘리는 또 하나의 요인이 되고 있다.

증상은 병이 아니다

◆
◆
◆

　한때 환자의 가족이었던 수철 씨가 진료를 받으러 왔다. 그의 어머니가 한동안 우리 병원에서 중풍 치료를 받은 적이 있는데, 어머니의 중풍을 치유한 후 가족들의 건강에 이상이 생길 때면 찾아오곤 한다.

　이번에는 수철 씨의 만성 감기가 문제였다. 그는 한 달째 감기로 발열과 기침, 콧물 증상에 시달리고 있었다. 심한 콧물과 기침을 참을 수 없어 감기약도 여러 번 먹었다고 한다. 그래도 계속 감기가 떨어지지 않자 면역력에 심각한 이상이 있는 건 아닌지 걱정하면서 찾아온 것이다.

　"수철 씨, 감기로 열이 나고 기침이 나는 건 우리 몸의 치유 과정이니 너무 고통스럽게만 받아들이지 마세요."

"그게 치유 작용이라고요? 콧물과 기침 때문에 사람들을 만날 수도 없고 여간 힘든 게 아닙니다."

수철 씨처럼 대부분의 환자들이 증상에서 빨리 벗어나고 싶어 한다. 병적 이상을 바로잡기 위한 우리 몸의 자연치유 작용을 제대로 이해하지 못하기 때문이다.

일반적으로 감기에 걸리면 목이 간질간질하고, 콧물이 흐르고, 몸이 으슬으슬 추워지다 갑자기 열이 오른다. 열이 나는 것은 우리 몸의 면역계, 즉 백혈구가 감기바이러스와 싸우고 있다는 말이다. 감기바이러스는 열에 약하기 때문에 바이러스를 몰아내기 위해서 몸은 체온을 높인다.

즉 '열이 나는 것'이 아니라 '일부러 열을 낸다'고 보아야 한다. 몸이 떨리는 것도 빨리 열을 높이기 위한 몸의 반응인 셈이다. 콧물이나 설사, 기침 역시 체내 바이러스를 몰아내려는 인체 작용이다. 감기의 여러 증상들이 우리 몸의 면역계가 감기를 치료해가는 과정에서 나타나는 반응인 셈이다.

우리 몸에 감기바이러스에 대한 항체가 만들어지면, 즉 면역계가 바이러스와 싸워 이기게 되면 더 이상 열을 낼 필요가 없기 때문에 자연스럽게 평소의 체온으로 돌아온다. 휴식을 취하고 수분을 충분히 섭취하면 대개 1주일이 넘지 않아 감기가 떨어진다.

그러나 이런 감기 증상을 제대로 이해하지 못하는 사람들은 당장 고통에서 벗어나기 위해 열이 나면 해열제를 먹고, 기침이 나면 기침약을 먹고, 팔다리가 쑤시면 진통제를 먹는다. 아니면 이들 성분이 모두 들어간 종합감기약을 먹는다. 그러나 감기약을 먹는다고 감기가 치유되지는 않는다.

첨단 현대의학도 감기를 치료하지는 못한다. 감기약은 감기바이러스를 없애는 것이 아니라 증상을 완화시키는 약이다. 감기 치유와는 직접적인 관계가 없는 셈이다. 다만 감기의 여러 증상을 완화시켜 주고 합병증을 막는 역할을 한다. 감기약이 증상을 완화시키는 동안, 정작 감기 바이러스를 무력화시키는 것은 우리 몸의 면역계다. '감기 치료를 받으면 1주일이면 낫고, 치료하지 않으면 7일이 걸린다'는 농담까지 있을 정도다.

감기는 푹 쉬면서 몸을 따뜻하게 하고 수분 공급을 충분히 하는 것이 면역계를 돕는 최선의 치유법이다. 열이 나면 무리하게 해열하지 말고, 발산하고 싶어 하는 열을 도와 신속히 땀을 내는 것이 좋다.

체온이 39도 이상 되는 지나친 고열은 뇌 등에 악영향을 줄 수 있으므로 열을 20~30% 정도 내릴 필요가 있지만, 일반적인 감기의 발열은 바이러스를 몰아내고 체내 유해 물질과 과잉 에너지를 없애는 우리 몸의 치유 반응이므로 방해해서는 안 된다. 나는 이런 치유 과정을 수철 씨에게 자세히 설명하고 증상에 대해 바로 이해하도록 했다.

"지금 수철 씨의 만성 감기는 과로가 문제인 것 같습니다. 몸이 피곤하니 면역계가 감기바이러스를 물리칠 항체를 만들지 못하는 겁니다. 현재로서는 일을 좀 줄이고 쉬는 것이 만성 감기에서 벗어나는 길입니다. 가장 좋은 처방은 약이 아니라 충분한 휴식입니다. 쉬면서 몸을 따뜻하게 하고, 체내 독소가 나오도록 땀을 푹 내세요. 기침이나 콧물도 막지 마시고요. 그렇게 치유 작용을 도와주면 곧 나을 테니 너무 걱정하지 마십시오."

만성 감기가 낫지 않는 이유를 제대로 자각한 그는 일을 줄이고 쉬겠다는 결정을 했고, 얼마 후 건강을 되찾았다.

우리 몸의 치유 과정으로 나타나는 증상

감기의 증상처럼 질병의 증상은 인체의 치유 작용인 경우가 많다. 우리 몸에 이상이 생길 때 그 이상을 바로잡으려는 면역계의 대응 반응이 이런저런 증상으로 나타나는 것이다. 증상 그 자체가 나쁜 것은 아니라는 말이다. 증상이 어디서 나타나느냐에 따라 병명이 붙게 되고, 인체에 이상이 있음을 비로소 알게 되므로 경고용 램프와 같은 역할을 한다.

질병의 증상으로 흔히 나타나는 구토, 설사, 통증 등도 마찬가지다. 설사와 구토는 체내에 들어온 유해식품이나 독소를 몸 밖으로 배출하려는 몸의 반응인 경우가 많다.

통증 역시 인체가 스스로를 보호하기 위한 방어 수단으로서 몸의 이상을 전달하는 경고 반응이다. 통증을 없앤다고 해서 원인이 되는 질병이 치료되지는 않는다.

일반적으로 통증은 체내에서 프로스타글란딘이라는 물질이 분비되면서 나타난다. 프로스타글란딘은 체내의 혈류를 원활히 하기 위해 혈관을 확장시키고 그 과정에서 통증이나 열 등을 일으키는 작용을 한다.

운동 부족, 사고, 냉기, 스트레스 등 다양한 이유로 혈액의 흐름이 원활하지 않을 경우, 그것을 회복하기 위해 프로스타글란딘이 분비되어 통증을 유발하는 것이다. 우리 몸을 지키기 위한 일종의 알람 시스템이다.

통증을 느끼지 못한다면 우리는 스스로를 지킬 수 없다. 날카로운 유리 조각을 잡으면 아프기 때문에 더 이상 상처가 나지 않도록 바로 놓을 수 있다. 뜨거운 것에 가까이 가면 따갑기 때문에 더 이상 접근하지 않고 위험 상황에서 벗어날 수 있다.

통증을 느끼는 신경이 파괴된 나병 환자들은 아픈 감각을 모르는 탓에 찢어지고 데여도 위험한 상황을 감지하지 못한다. 통증의 감각을 느끼는 것이, 바로 우리 몸이 살아서 자신을 보호하는 방어 작용을 충실히 하고 있다는 말이다.

하지만 많은 사람들이 통증을 '적'으로만 여긴다. 빨리 벗어나고 싶어서 바로 진통제를 쓴다. 소염진통제를 사용하면 프로스타글란딘의 생산을 억제해서 통증이 누그러진다. 일시적으로 지각이 둔해지고 마비되어 통증이 줄어도 근본 원인인 혈류 장애는 개선되지 않는다.

그러다가 약 복용을 중단하면 인체는 혈류를 다시 회복하기 위해 프로스타글란딘을 동원하기 때문에 다시 통증이 시작된다. 결국 진통제를 달고 살아야 하는 악순환이 반복된다.

통증이 있을 때마다 진통제를 복용하는 것은 우리 몸의 경보기를 완전히 파괴하는 것과 같다. 진통제로 증상을 계속 억누르다 보면 통증의 원인이었던 큰 병을 알 수 없고, 병이 더욱 악화되어도 감지할 수 없게 된다.

이렇듯 병의 증상은 우리에게 위험을 경고하는 동시에 그 자체가 곧 치유 작용인 경우가 대부분이다. 하지만 환자나 의사는 모두 이런 치유 반응을 '골칫거리'나 '제거 대상'으로만 여기고, 증상을 억누르는 대증요법에 주력한다.

과잉 증상 완화가 면역력을 저하

증상에 대한 이해가 부족한 환자들은 불쾌한 증상이 사라지면 치료되었다고 착각을 하기도 한다. 의사들은 증상이라도 가라앉히지 않으면 돌팔이로 보일까 두려워 열심히 증상을 억누른다. 그러다 보니 근본 치유가 아닌 증상 완화법이 더욱 성행하게 된 것이다.

증상을 완화하면 당장은 편할지 몰라도, 치유 작용을 억제당한 몸은 더욱 문제를 일으킨다. 결국 병이 더 악화되고 계속 증상 완화제를 먹어야 하는 악순환이 반복된다. 잔병을 경험하면서 우리 몸은 병에 대적할 노하우가 생기고 면역계가 더욱 강화된다. 무분별한 증상 완화는 인체의 면역계 전반을 약화시켜 더 심각한 병에 무방비로 노출되는 결과를 낳기도 한다.

당장 병의 증상에서 벗어나기 위해 근원적인 치유의 길을 외면하는 사람, 몸의 치유 작용인 증상을 억누르지 않으면서 근원적인 치유의 길을 찾는 사람. 그대는 어느 쪽인가?

새로운 병을 키우는 위험한 약

"약을 열심히 챙겨먹는데도 왜 이렇게 어지럽고 기운이 없는지 모르겠습니다."

60대 고혈압 환자가 처음 진료를 받으면서 한 말이다. 5년 전부터 고혈압이 된 그는 병원에서 처방해주는 약을 열심히 먹었다고 한다. 그런데 현기증, 두통, 무기력, 성욕감퇴 등의 새로운 증상이 나타나면서 건강이 더 나빠졌다며 울상을 지었다.

나는 환자의 건강 상태와 생활 습관, 복용하는 약을 하나씩 점검했다. 진단 결과, 혈압약을 오래 복용한 이들에게서 나타나는 약 부작용이었다. 약이 오히려 '새로운 병을 키우는' 원인이 되었던 것이다.

고혈압은 현대인의 대표적인 만성병이다. 혈액이 원활하게 흐르지 못해 혈관 벽에 미치는 혈액의 압력이 높아지는 고혈압 상태가 이어지면, 혈관이 굳거나 약해지고 중풍이나 심장병 등 무서운 합병증을 일으킬 수 있다. 고혈압 진단을 받으면 빨리 근원적인 치유의 길을 찾아야 하는 이유가 바로 그 때문이다.

일반적으로 고혈압의 발병 원인으로 지목하는 것은 비만, 스트레스, 과식, 과음, 염분 과잉 섭취, 흡연, 운동 부족 등이다. 이 가운데서 자신에게 문제가 되는 것은 무엇인지를 파악하고 발병 원인을 바로잡아야 한다. 비만으로 혈액 흐름이 원활하지 못하다면 살을 빼야 하고, 인스턴트식품 위주의 식생활로 혈액이 오염되어 제대로 흐르지 못한다면 안전한 자연식품으로 식단을 바꾸고, 흡연으로 혈관이 수축되어 혈류를 방해한다면 담배를 끊는 것이 근원적인 치유법이다.

이런 개개인의 발병 원인을 제대로 찾아 바로잡는 일에 현대의학은 관심을 두지 않는다. 당장 혈압을 내리는 증상 완화제를 쓰고, 평생 약으로 혈압을 다스리라고 처방한다. 장기간의 약물 이용은 결국 부작용을 부추긴다. 세상에 부작용이 없는 약은 없기 때문이다.

혈압약으로 가장 많이 쓰여 온 이뇨제를 예로 들어보자. 이뇨제는 신장에 작용해서 나트륨과 수분의 배설을 촉진한다. 그 결과 혈액량이 줄고 혈관의 저항성이 약해져서 혈압이 떨어진다. 말하자면 몸에서 수분을 짜내는 작용을 해서 혈압을 바로 떨어뜨리는 것이다. 혈압을 낮추는 데는 성공하더라도 신장 기능이 약화되고, 체내

탈수 현상을 일으켜 혈액의 점성이 높아진다.

이뇨제의 폐해는 몸 곳곳에서 나타난다. 몸에서 수분이 빠져나가면 혈액이 끈적끈적해져서 순환장애가 일어나기 때문이다. 눈에서는 안방수의 배출이 원활하게 이루어지지 않아 안압이 상승해 녹내장이 발생하고, 신장에서는 혈액의 여과 작용과 소변 생산이 이루어지지 않아 신부전이 일어날 수 있다.

또한 이뇨제로 인해 발생한 교감신경 긴장 상태는 과립구를 늘린다. 우리 몸에서 과립구는 외부에서 침입한 세균과 싸우는 일을 하지만 세균이 없는 곳에서는 발병을 부추기는 활성산소를 발생시켜 조직을 파괴한다. 결국 과립구가 방출한 활성산소는 신장에 직접적인 타격을 입힌다. 혈압약을 오래 이용하다가 인공투석을 하게 되는 사람도 드물지만 있다.

나이가 들면 혈압이 상승하는 것은 자연스러운 현상이다. 노년이 되면 젊었을 때보다 순환이 원활하지 못해 혈압을 높이지 않으면 혈액이 온몸 구석구석까지 미치지 못하기 때문이다. 이때 이뇨제를 쓰면, 강한 작용으로 바로 혈압을 내리지만 노쇠한 몸이 전신으로 혈액을 보내는 데 필요한 혈압을 확보하지 못해 뇌로 공급되는 혈액 부족으로 중풍, 치매 등을 일으킬 수도 있다. 신속하게 혈압을 내리는 이뇨제의 장기 복용은 결국 칼륨 결핍 및 영양 손실, 각종 혈액순환장애, 성 기능 저하, 고지혈증, 녹내장, 신부전, 치매, 중풍 등의 위험성을 키우고 새로운 병을 줄줄이 부추기는 결과를 낳는다.

이런 이뇨제의 부작용이 알려지면서 요즘은 단독으로 쓰이기보다 'ACE 억제제'나 '칼슘길항제'와 같은 다른 종류의 혈압약과 복합적으로 처방되고 있다. 요즘 쓰이는 혈압약들이 부작용의 가능성이 줄었다고 해도, 새로운 약들은 또 다른 부작용의 가능성을 가지고 있다. 오래 이용해서 안전한 약은 없기 때문이다. 새롭게 쓰이는 혈압약 역시 장기 복용으로 인한 여러 부작용이 보고되고 있다.

동맥 수축에 필요한 칼슘이 세포로 들어가는 통로를 차단해 혈관 수축을 막는 '칼슘길항제'는 어지럽거나 가슴이 두근거리고 변비, 속 쓰림, 안면 홍조, 발목 부종 등의 부작용이 있다. 또한 혈관 수축 작용을 하는 물질의 생성을 억제시키는 'ACE 억제제'는 기침 등의 부작용이 있다.

자율신경을 통해 심장과 혈관으로 내려가는 아드레날린성 자극을 차단해 심장이 지나치게 일을 하는 것을 막는 '베타차단제'는 고지혈증, 동맥경화, 발기부전, 수면장애, 우울증, 사지냉감 등의 부작용이, 좁아진 말초혈관을 확장시키는 '알파차단제'는 심장이 빨리 뛰거나 어지럼증 등의 부작용이 보고되고 있다.

혈압약만 이런 부작용 위험성이 있는 건 아니다. 세상의 모든 약은 야누스의 두 얼굴처럼 유용성과 위험성을 동시에 가지고 있다. 약이 우리 몸에서 약효를 낸다는 것은 기본적으로 독작용이 있다는 말이다. 그래서 '약은 곧 독이기도 하다'는 말이 나오는 것이다.

약으로 쓰는 어떤 물질이 병원균이나 종양 세포, 기능을 잃어가는 장기에 강력하게 작용하면서 인체 전반에 전혀 부작용이 없기를 기대하는 것은 모순이다. 치료 작용이 있으면 그에 상응하는 부작용이 있는 것이 약의 속성이다.

문제는 부작용을 키우는 오늘날의 의료 환경이다. 근본적인 치유가 아닌 증상 완화 중심의 질병 관리는 계속 약을 쓰게 하고, 결국 장기 복용으로 인한 부작용과 새로운 병을 낳고 있다.

부작용 없는 약은 없다

약이 '질병을 치유하는' 본래 역할대로 인류에게 준 가장 큰 혜택은 전염병의 공포에서 어느 정도 벗어나게 했다는 것이다. 약의 발전에 힘입어 현대의학은 병원균이 인체를 침입해 일으키는 감염성 질환에서 큰 성과를 낳았다. 현대의학의 발달사에 약이 차지하는 역할이 커지면서 '병은 약으로 고친다'는 정형화된 의료 패턴이 뿌리내리게 되었다.

그러나 역설적이게도 이 고정관념이 오늘날 치유를 방해하고 '약으로 오히려 병을 얻는' 약원병藥原病을 부추기고 있다. 우리 사회가 약에 대한 의존성이 커지면서 병의 근본적인 원인 찾기를 등한시하게 되고, 체내 자연치유력이 약해지고, 약물 남용이 만든 내성균이 등장하는 등 갖가지 부작용이 일어났다. 약품 천국의 신화가 본격적으로 무너지기 시작한 것은 약에 내성을 가진 병원균이 나타나면서부터이다.

병원균을 죽이는 항생제가 등장하면서 인류는 세균성 질병을 쉽게 치료할 수 있게 되었다. 단시간에 수많은 인명을 앗아가는 전염병을 제압함으로써 현대의약사에 가장 빛나는 성과를 얻었다. 인류는 세균과의 싸움에서 승리를 예상했고, 모든 병원균의 공포에서 해방될 것이라고 낙관했다.

그러나 그 확신에 찬 기대는 빗나갔다. 세균이 내성, 즉 항생제에 견디는 힘을 갖고 더 강해지면서 새로운 문제를 낳았다. 1980년대에 이르러서는 인체가 감당하기 힘든 고농도의 항생제 용량에도 효과가 없는 내성균까지 등장했다. 1994년 미국과 영국에서는 항생물질을 써도 증식하는 슈퍼 박테리아까지 발견되었다. 당시 해당 균이 크게 번식하지 않아서 다행히 큰 문제가 되지는 않았지만, 항생제에 의존하는 우리 사회의 미래가 얼마나 위험한지를 경고한 것이다.

세균이 항생제에 내성을 갖게 되면 더욱 강력한 항생제가 개발되었고, 또다시 그보다 더 강해진 세균이 등장하는 악순환이 계속되었다. 마치 인간을 비웃기라도 하듯 병원균은 약을 무력화시켰고, 더 강한 약을 만들면 만들수록 병원균을 더욱 강하게 만드는 결과를 낳았다.

인간은 오랜 세월 동안 병원균을 포함해 수많은 미생물과 함께 살아왔다. 그러나 공존을 무시하고, 투쟁의 원리로 펼친 공격적인 치료가 결국 항생제 내성균을 등장시켰다. 황색포도상구균을 예로 들자. 이 균은 오랫동안 인간과 공생해온 생물이다. 그러나 항생제의 남용으로 죽어야 했고, 일부가 유전자를 바꾸어서 살아남는 데 성공했다. 내성을 갖고 살아남은 황색포도상구균은 처음과 달리 엄청나게 위협적인 존재가 되었다. 자연 상태에서 다른 균과 공생하는 동안에는 대량으로 늘어나는 것이 불가능했고, 인간에게도 약간의 피해만을 주었다. 그러나 항생제 속에서 살아남은 균은 강한 독성과 번식력을 갖게 되었고, 그 결과 우리를 죽음으로 내몰기도 하는 무서운 대상이 된 것이다. 다른 생명체와의 공존을 거부한 공격적인 약물 치료는 결국 우리에게 그 피해가 고스란히 돌아오는 비극을 낳았다.

병원균을 모두 제압하기는커녕 중이염, 비염, 기관지염, 폐렴 등 비교적 가벼운 질환조차 계속 강력한 내성균이 등장하면서 오늘날 감염증은 꾸준히 늘고 있다. 이전까지 치료가 가능한 것으로 여겼던 가벼운 감염성 질환으로 다시 사망하는 이들까지 늘면서 인류는 새로운 전염병 시대를 맞고 있다. 현대의학이 이룩한 가장 극적인 업적인 항생제는 이제 역설적이게도 현대의학의 문제점을 가장 잘 보여주는 사례가 되었다.

항생제의 남용은 인체에 이로운 균까지 없애 몸의 균형을 깨는 부작용도 낳았다. 우리 몸에는 해로운 병원균만 있는 것이 아니다. 장내 균이나 피부 상재균 등 인체에 유익한 세균이 함께 기생하고 있다. 이 유용 균들은 음식물의 분해 및 흡수 증진, 에너지 효율 증진, 나쁜 균의 활동 저하 등을 돕는다. 병원균을 죽이는 항생제가 이들 유용 균마저 없애면 소화 흡수 기능이 저하되고, 해로운 병원균이 활동하기 쉬워지며, 면역력의 저하를 부추기게 된다.

항생제 외에도 모든 약물은 기본적으로 우리 몸의 자연치유력을 약화시킨다. 우리는 누구나 선천적으로 자연치유력을 가지고 태어난다. 그러나 계속 약에 의존하다 보면 스스로 병을 이겨내는 자연치유력이 저하되고 나중에는 완전히 그 기능을 잃게 된다.

이를테면 배변이 시원하지 않다고 해서 계속 변비약을 쓰면 인체의 대장 기능이 완전히 무력해져 나중에는 변비약 없이는 살 수 없게 된다. 체내에서 인슐린이 제 기능을 하지 않아 당뇨가 되었다고 해서 무턱대고 인슐린을 투입하기 시작하면 부분적으로 기능하던 췌장을 완전히 퇴화시키는 결과를 낳기도 한다. 쓰지 않으면 퇴화되어 기능을 모두 잃게 되는 것은 인체의 기능 역시 마찬가지다.

약을 굳이 먹지 않아도 나을 병에도 약부터 찾는 사람들에 의해 치유력은 점점 약해지고 있다. 약을 자주 복용하는 이들이 그렇지 않은 이들보다 각종 질병에 쉽게 걸린다는 사실은 이미 많은 연구를 통해 밝혀졌다. 우리 몸의 자연치유를 무시하고 사소한 병에도 약에 의지하다 보면 치유력이 계속 약해져 나중에는 중병에 속수무책으로 노출되는 결과를 낳는다.

약물 부작용, 현대 사회의 주요 사망 원인

약에 의존하는 의료 환경은 결국 현대사회를 부작용 천국으로 만들었다. 약물 부작용은 이미 세계적인 사회문제다. 1998년 미국 의학협회지에 실린 논문 '입원 환자에게 나타나는 약물 부작용 발생률'을 보면, 미국에서는 한해 220만 명 이상이 심각한 약물 부작용으로 입원하고 10만여 명이 제대로 처방한 약의 부작용으로 사망한다고 발표했다.

『약이 사람을 죽인다』의 저자인 미국의 의사 레이 스트랜드Ray Strand는 오늘날 약물 부작용의 심각성을 이렇게 지적한다.

"미국 내에서 네 번째 사망 원인은 적절하게 처방된 약으로 인한 약물 부작용이다. 해마다 10만 명 이상이 사망하고 있다. 여기에 약이 제대로 처방되지 않거나 약물 관리가 소홀해 사망하는 8만 명을 합산한다면, 약물 부작용은 미국의 세 번째 주요 사망 원인이다. 이 수치는 교통사고로 인한 사망자보다 높은 것이다."

미국 외에도 선진국의 경우 대체로 의약품 부작용이 주요 사망 원인이 되고 있다. 우리나라는 약물 부작용에 대한 통계 자료가 없어 제대로 알 수는 없지만, 약을 좋아하는 국민성을 감안할 때 약물 부작용의 심각성이 더할 것이다. 우리 국민이 유달리 약을 좋아한다는 것은, 다른 나라들보다 높은 항생제와 주사제 처방률을 보면 알 수 있다.

주사제는 먹는 약과 달리 혈액을 통해 작용 부위에 신속하게 도달하므로 빠르게 효과를 내지만, 독성 면에서는 간에서의 해독 과정을 거치지 않아 부작용이 크게 나타날 수 있다. 염증이나 신경 장애, 심할 경우 치명적인 쇼크가 오기도 한다. 주사를 맞은 후 급성 쇼크로 사망하는 경우까지 있다. 효과가 빠른 약일수록 대체로 부작용도 큰 편이다.

이런 위험성을 감안해 WHO는 가벼운 질환에는 주사제를 사용하지 말라고 권고하고 있다. 응급 상황이거나 주사제를 대체할 수 있는 먹는 약품이 없을 때에 신중하게 사용하라는 지침이다. 그러나 빨리 증상에서 벗어나고 싶어하는 우리 국민들은 주사제를 선호해서, 병원 외래 환자의 주사제 처방률이 선진 외국에 비해 5배 이상 높은 편이다. 이런 환경이기에 약 부작용 피해도 다른 나라보다 많을 것이다.

약물 부작용에 관한 보도가 잇따르고 있고, 직접 또는 간접적인 부작용 피해자가 늘면서 약을 대하는 시각도 조금씩 바뀌고 있다. 그러나 약물 부작용을 어떤 특정한 약에 한정된 것이라고 생각하는 경향이 많고, 자신이 먹는 약은 의심하지 않는 이들이 많다.

약을 먹어 바로 부작용이 나타난다면 분명 약에 대한 경계심을 가질 것이다. 그러나 대부분의 약해는 바로 나타나지 않고 서서히 드러나며, 병이 악화되어 나타나는 증상과 구별하기도 어렵다. 상황이 이렇다 보니 감기약, 진통제, 위장약, 알레르기약, 혈압약, 당뇨약, 심장약, 중풍약 등 우리가 쉽게 먹는 약으로 인해 훗날 새로운 병을, 그것도 더 심각한 병을 얻을 수 있다는 사실을 제대로 인식하지 못하는 것이다. 약을 먹는 사람이라면 누구라도 부작용의 위험성이 있으며, 그 어떤 약도 예외일 수 없다.

증상을 완화하는 대증요법을 모두 부정하는 것은 아니다. 응급 상황으로 생명이 위태로울 때 빠른 효과를 내는 대증요법은 매우 유용하다. 급성 질환으로 증상이 심할 때는 당장 증상부터 다스려야 한다. 그러나 오늘날 문제가 되고 있는 대부분의 만성병에서는 증상만 임시로 완화하는 과잉 대중요법이 상황을 더욱 악화시키고 있다. 만성병으로 증상 완화제를 달고 사는 요즘 사람들에게 약물 부작용은 예견된 비극이나 다름없는 셈이다.

우리는 '병을 치유하는' 약을 오히려 '새로운 병을 만드는' 약이 되도록 쓰는 위험한 시대를 살고 있다.

::Tip_ 병원 처방약 이용 시 주의점

병원에서 약을 처방받을 때는 해당 약물에 대해 자세히 묻고 이해한 뒤 이용하자. 자신이 이용할 약의 이름(성분명, 상품명 모두), 효과, 복용 기간, 약으로 인한 부작용 가능성, 비용과 보험 적용 여부, 바른 복용법과 보관법, 현재 복용 중인 다른 약과의 병용 여부를 물어야 한다. 또한 병을 근본적으로 치료하는 약인지, 증상만 완화시키는 약인지, 약을 먹지 않고 생활 관리로 치유할 수는 없는지 등을 미리 상세히 알아보자. 무엇보다 해당 약이 어떤 기능을 하고, 어떤 부작용이 나타날 수 있는지 충분히 설명을 들어야 한다.

약을 기능 면에서 나누면 크게 병을 근본적으로 치료하는 약, 증상을 가볍게 해주는 약, 결핍을 보완해주는 약으로 나눌 수 있다.

질병을 근본적으로 치료하는 약은 발병 원인을 제거해주는 약으로 병원균을 제거하는 항생제 등이 여기에 속한다.

증상을 가볍게 해주는 약은 발병 후 나타나는 발열, 통증, 기침, 구토, 가려움, 부종 등의 증상을 줄여주는 증상 완화제로 감기약, 진통제, 제산제, 아토피약, 혈압약 등 오늘날 만성병에 쓰이는 대부분의 약이 여기에 속한다.

결핍증을 보완해주는 약은 인체에 부족하면 질병을 일으키는 물질을 보충해주는 약으로 비타민, 미네랄, 단백질, 알부민과 같은 영양 물질과 당뇨병에 쓰는 인슐린호르몬제, 소화효소제 등이 있다.

이처럼 약이 다양하므로, 자신이 이용할 약이 어떤 작용과 부작용이 있는지를 미리 구체적으로 알고 이용해야 한다.

처방약에 대해 더 많은 정보를 얻고 싶을 경우, 식품의약품안전처 의약품민원 사이트 http://ezdrug.mfds.go.kr 에 들어가 약 이름을 검색하면 성분, 효능, 복용 방법, 주의 사항 등의 약품 정보를 얻을 수 있다.

수술해도 재발하는 병

"그 수술을 해도 안전할까요?"
"왜 수술해도 병이 재발하죠?"
환자들이 가끔 내게 묻는 말이다. 결론부터 얘기하면, 세상에 완벽하게 안전한 수술은 없다. 수술해도 병이 재발하는 건 발병 원인을 찾아 바로잡는 근원적인 치유를 하지 않은 탓이다.

수술은 많은 응급 환자의 생명을 구하고, 장애인에게 새로운 삶을 열어줄 만큼 분명 발전을 거듭해왔다. 첨단 의학의 가치를 제대로 보여주는 분야가 바로 응급 상황에서의 소생 수술일 것이다. 그러나 응급 상황이 아닌 경우, 수술 역시 병을 근원적으로 치유하지 못한 채 재발과 후유증 등 여러 문제를 낳고 있다.

현대의학의 역사를 보면 많은 기관절제수술을 볼 수 있다. 그 기관이 왜 병들었는지 제대로 찾지 않고 병든 기관부터 없애자는 시각에서 맹장염수술(충수돌기절제수술), 편도선제거수술, 담낭절제수술 등 기관절제수술을 주저하지 않았다. 그 근시안적인 치료는 많은 부작용을 일으켰다. 우리 몸에서 수술로 제거해도 좋을 만큼 불필요한 곳은 없기 때문이다.

편도선은 목을 통해 들어오는 병원균이나 바이러스 등을 걸러주고 감염에 맞서 싸우는 항체를 만드는 면역체의 하나다. 체내로 들어오는 바이러스를 막는 과정에서 편도선이 붓고 열이 나며, 감기에 걸리면 붓기가 오래가기도 한다. 말하자면 바이러스에 맞서 싸우는 과정에서 나타나는 증상인 셈이다.

이런 중요한 역할을 하는 편도선을 제거하면 편도선이 붓고 열이 나는 일은 없겠지만 바이러스나 병원균이 쉽게 체내로 들어와서 결국 더 큰 병에 노출된다. 그런데 눈에 보이는 증상과 당장의 효과에 연연해온 현대의학은 자주 붓고 열이 나는 골치 아픈 편도선을 없애면 된다고 여겼고, 그 결과 면역력을 저하시키는 심각한 부작용을 낳았다.

맹장(충수돌기) 역시 마찬가지다. 지난날 맹장을 '퇴화된 쓸모없는 기관'으로만 인식했던 의료계는 문제가 생기면 잘라내는 수술을 서슴지 않았다. 심지어 복부 수술을 하는 환자에게 서비스로 맹장을 제거해주는 일도 있었다. 맹장염에 대비해 예방 차원에서의 시술이었던 셈이다. 하지만 수술 부작용이 나타나고, 맹장에 병원균과 싸우는 면역 기능이 있다는 사실이 밝혀지면서 제동이 걸렸다.

예전에는 담낭 역시 결석이 생기면 잘라내는 일이 많았다. 그러나 담낭을 제거한 환자들이 수술 후 지방을 제대로 소화하지 못하는 부작용이 드러나면서 이런 관행은 사라졌다.

이렇듯 기관절제수술이 계속된 것은, 현대의학이 인체를 해부학적으로 접근해 병든 기관의 이상에만 집중하느라 '전체적 유기체'로서 인체를 보지 못했기 때문이다. 우리 몸은 머리끝부터 발끝까지 하나로 연결된 유기체다. 어느 한 부위에 병이 생겼다고 해서 그곳만 문제가 있는 것은 아니다. 이미 몸 전체의 균형이 깨어졌다는 말이다.

병을 일으킨 근본적인 원인 역시 병든 기관에 있는 게 아니다. 그 기관을 병들게 한 진짜 원인은 따로 있다. 하지만 발병의 근본 원인을 찾으려는 노력은 하지 않은 채, 당장의 가시적인 증상 완화를 위해 기관절제수술을 주저하지 않았다. 그로 인해 환자는 불필요한 위험에 노출되거나 부작용에 시달려야 했다.

담낭에 결석이 생기고, 맹장에 이상이 생기고, 편도선이 아픈 것은 저마다 발병 원인이 따로 있다. 이들 기관을 떼어낸다고 해서 문제를 일으킨 원인마저 사라지지는 않는다. 그 원인이 존재하는 한 어떤 방식으로든 몸의 이상을 일으킨다.

잘못된 식생활로 인해 담낭 결석이 생긴 경우 담낭을 제거하면 담낭 결석이라는 병은 사라지겠지만, 간이나 위 등에 이상을 부추기게 된다.

우리 몸 전체의 유기적 관계에 대한 인식 부족과 발병 원인에 대한 진지한 고민 없이 시행해온 많은 기관절제수술이 결국 병을 치료하기는커녕 건강만 더 악화시키는 결과를 낳았다.

자궁절제수술, 우리나라가 세계 최다

'의학의 인스턴트'라고 불리는 기관절제수술이 여러 문제를 일으키자 최근 의료계는 신중해졌고, 가급적 병든 기관을 보존하면서 치료하자는 방향으로 전환되었다. 그러나 근원적인 치료가 아닌 근시안적인 과잉 수술은 여전히 이어지고 있다.

자궁적출수술, 척추디스크수술, 갑상선수술 등이 그 예이다. 특히 자궁절제술은 우리나라가 세계 최다 수준이다. 임신과 생리가 일어나는 여성의 생식기관인 자궁에는 근종양성 종양이 잘 생기는 편이다. 우리나라 35세 이상 여성 2명 중 1명 정도는 자궁에 근종이 생긴다는 보고도 있다.

자궁 외에도 우리 몸에는 많은 양성 종양이 생겼다가 없어지곤 한다. 잘못된 식생활, 심신의 스트레스, 비만 등의 이유로 몸의 균형이 깨어지면 근종이 생기지만, 대부분 면역계의 일부인 림프구가 제거하기 때문에 크게 문제가 되지 않는다.

특히 자궁에는 쉽게 근종이 생기는데, 이 양성 종양이 암으로 발전할 가능성에 대비해 병원은 자궁절제술을 권한다. 이것은 지나치게 공격적이고 근시안적인 치료다. 수술 자체의 위험성과 후유증,

그리고 자궁을 들어낸 후의 삶 등을 감안한다면 아주 신중해야 할 수술이다. 수술에 성공해도 자궁절제술을 받은 후 여성으로서의 상실감, 우울, 성교통 등 후유증에 시달릴 수도 있다. 자궁에 암이 있거나 근종의 크기가 커서 주변 장기를 압박하는 경우일 때 비로소 절제술을 고려해야 한다.

그러나 실제 병원에서는 사정이 다르다. 자궁을 떼는 수술을 서슴지 않는다. 경제협력개발기구OECD의 '2012년 헬스데이터'에 따르면 한국 여성 10만 명당 329.6명2010년 기준이 자궁절제술을 받은 것으로 나타났다. 이 자료에 따르면 자궁절제술을 받는 환자 수가 다른 OECD 회원국보다 월등히 높다. 미국 여성은 10만 명당 104.9명이고 영국 여성은 26.9명에 불과하다. OECD 회원국의 평균은 우리나라의 절반 이하인 115.9명이다.

이렇게 자궁절제술이 많은 이유 가운데는 병원의 경제 논리가 작용한다. 병원 입장에서는 근종 환자에게 절제술을 실시하는 것이 자궁을 살리고 근종만 떼어내는 수술을 하는 것보다 이익이기 때문이다. 절제술보다 근종만 떼어내는 수술이 보험수가가 낮고, 수술 시간은 더 길고 까다로워서, 경제 논리에 밝은 병원은 절제술을 권하는 것이다. 암으로 발전하는 것을 막아야 한다고 강조하면서!

그러나 의료계의 우려처럼 자궁 근종이 암으로 발전하는 일은 많지 않다. 폐경기가 되어 인체가 자체적으로 생산하는 여성호르몬의 양이 감소하면 자궁 근종도 대개는 성장이 멈추거나 작아지는 경우가 많다.

가장 근본적인 문제는 자궁을 제거한다고 해도 근종을 일으킨 원인은 여전히 남아 있다는 것이다. 자궁 근종을 만든 잘못된 생활 습관을 개선하지 않으면 자궁을 떼어내도 여전히 병의 싹은 자란다. 그 발병 원인이 또 다른 병을 부추길 것이다. 잘못된 생활 습관을 바로잡는 것이 근종을 치유하고 자궁암이 되는 것도 막는 가장 안전하고 근원적인 치료법이다.

안젤리나 졸리의 예방적 유방절제술은 과연 예방이 될까?

최근 할리우드의 스타인 안젤리나 졸리가 유방암에 대비해 미리 유방절제수술을 하면서 세계적인 관심을 모았다. 졸리의 어머니가 10년간 유방암으로 투병하다가 56세에 사망했고, 현재 37세인 그녀는 유방암 관련 유전자인 'BRCA1'을 물려받았다. 그녀는 병원에서 유방암에 걸릴 확률이 87%라는 의학적 소견을 받고, 자식들에게 엄마를 일찍 잃는 슬픔을 주지 않기 위해 미리 예방적 차원에서 유방절제술을 받았다고 한다.

졸리의 보도가 나간 뒤 그녀의 선택에 대해 '용감하다'고 보는 것이 의료계의 대체적인 시각이다. 그러나 나는 심히 우려가 된다. 세계적인 스타인 그녀가 많은 것을 유행시켰듯이, 이번 예방적 유방절제술도 많은 여성들이 무턱대고 따라하지 않을까 하는 걱정 때문이다.

실제 호주의 일간지 시드니모닝헤럴드의 보도에 따르면 '뉴사우스웨일스NSW주의 암위원회에서는 졸리의 유방절제술 고백 이후 위원회로 걸려온 상담 전화 건수가 900% 가까이 급증했다'고 한다. 그들은 이것을 '안젤리나 효과'라고 부른다. 이미 세계 여성의 이목을 집중시키며 큰 영향을 주고 있는 셈이다.

그렇다면 졸리처럼 암 예방을 위해 정상적인 신체 부위를 잘라내는 것이 과연 진정한 예방일까? 그 암 유전자가 발암에 절대적인 영향을 미칠까? 그 답은 '아니다'이다.

병의 원인은 유전이 아닌 생활에 있다는 것을 밝힌 최근 연구 결과를 보자. 2013년 6월 세계 최대 쌍둥이 연구소인 영국의 킹스칼리지 연구소에서는 21년간 7,000명의 쌍둥이를 대상으로 한 연구를 통해, '유전자가 똑같다고 해도 건강이나 질병은 전혀 다르다'는 결과를 발표했다. 유전자와 질병에 대한 학계의 고정관념을 완전히 깨는 놀라운 결과였다.

연구 대상이 된 사람들은 일란성 쌍둥이들이다. 하나의 배아가 둘로 나뉘어 자란 일란성 쌍둥이는 모든 유전자가 정확히 일치한다. 만약 유전자가 생명의 모든 것을 설명한다면, 이들은 겉으로 보이는 신체 조건이 같은 것처럼 같은 병을 앓아야 한다. 하지만 현실은 그렇지 않았다. 매년 기록하는 방식으로 21년간 추적한 그들의 건강 상태는 마치 전혀 다른 사람처럼 차이를 보이는 것으로 나타났다.

'일란성 쌍둥이를 비교하면 유전자와 환경 중 어느 쪽이 질병에 더 큰 영향을 미치는지 알 수 있을 것'이라는 생각에서 연구를 시작한 팀 스펙터Tim Spector 교수는 '쌍둥이들이 자라면서 키나 몸무게 등 외모에서 차이가 나게 되었고, 같은 질병으로 죽는 경우는 거의 없었다'고 밝혔다.

특히 우울증, 당뇨, 유방암을 가진 일란성 쌍둥이를 대상으로 한 연구 결과, 상당한 유전적 차이를 보였다고 한다. 쌍둥이 중에 한쪽은 병을 일으키는 특정 유전자가 켜져 있고, 한쪽은 유전자가 꺼져 있었다는 지적이다. 스펙터 교수는 유전자의 영향력을 이렇게 설명한다.

"유전자는 각 개인이 한 가지 질환에 걸리는 이유 가운데 고작 0.1%만을 설명할 수 있다. 대부분의 유전자는 특정한 상황에서만 발생하며, 같은 유전자를 가져도 평생 발현되지 않는 경우가 많다. 질병을 일으키는 유전자는 아주 특이한 상황에서 각기 다르게 나타난다."

연구팀은 '왜 쌍둥이는 자라면서 전혀 다른 인생을 살고, 다른 병이 생길까'에 대한 답을 찾기 위해 다시 연구를 했고, 그 답을 '후성유전체'에서 찾았다. 후성유전체는 환경 변화로 인해 유전자의 행동이 변하는 생체 작용을 말한다. 즉 쌍둥이들이 각각 어떤 환경 속에서 어떤 생활을 하느냐에 따라 유전자가 다르게 행동한다는 말이다.

킹스칼리지 연구소의 방대한 연구를 통해, 발병의 주된 원인은 그 사람의 생활 습관에 있다는 것이 밝혀졌다. 어떤 병 유전자를 가지고 있어도 불안해할 필요가 없고, 건강한 생활 습관을 실천하면 전혀 문제가 되지 않는다는 말이다. 이 연구 결과는 질병을 유전적 원인에서 찾으려 한 학자들에게 직격탄을 날린 셈이다.

그동안 암을 비롯한 비만, 당뇨병 등 각종 질병의 원인을 유전자에서 찾으려는 학계의 연구가 이어져 왔다. 1980년대 미국에서 유전자에 대한 특허가 인정되었고, 누구든지 유전자만 최초로 발견하면 하루아침에 돈방석에 앉는 환경이 만들어지기도 했다. 1994년 미리어드 제네틱스사는 'BRCA1'이라는 유방암 유전자를 찾아내 특허를 확보했다.

당시 의료계는 암이 유전자에 의해 결정된다는 가설을 절대적으로 받아들이고 있었다. 유방암 유전자를 가진 사람을 찾아 예방 조치로 유방을 제거하면 유방암을 미리 막을 수 있다고 확신했다. 당시 유전자 검사와 예방적 절제술은 열풍처럼 미국 의료계를 강타했다. 하지만 예방 차원에서 절제술을 받고 병원의 처방대로 항암제를 복용한 여성도 유방암에 걸린다는 사실이 밝혀지면서 그 열풍은 잠잠해졌다.

2011년 12월 〈뉴욕타임스〉는 '유전자 치료법은 완전히 실패했다'는 추적 기사를 보도했다. '지난 20년간 진행된 기록을 보면 유전자 치료는 전체적으로 전혀 진척이 없고, 사실 실패했음에도 불구하고 아직도 과장된 채 선전되고 있다'고 지적했다. 미국립암연구소(NCI) 역시 유방암 유전자 진단을 신뢰할 수 없으며, 발병 원인으로 유전자보다는 식습관과 같은 환경적 요인이 더 중요하다고 발표한 바 있다.

그런데 이번에 다시 안젤리나 졸리를 통해 그 예방적 절제술이 대중적인 관심사가 되었다. 만약 그녀가 유방을 떼어내고 유방암 공포에서 완전히 해방되었다면, 그 평온한 마음이 건강에 긍정적인 영향을 미칠 것이다.

하지만 진정한 예방이란 병이 들 가능성이 있는 기관을 미리 떼어내는 것이 아니라, 생활 속에서 발병 원인을 없애는 것이다. 건강한 생활 습관과 마음 관리를 실천하는 것이 모든 병을 미리 막는 참된 예방법이다.

유행을 선도해온 대스타 졸리를 따라서 미리 유방을 떼어내려는 사람이 있다면 '쌍꺼풀수술같은 아주 간단한 수술로도 사망하는 사람이 있다'는 사실만큼은 꼭 기억하기를 바란다.

최첨단 수술이 최고로 위험

요통 환자들에게 유행하는 디스크수술추간판절제술도 적지 않은 문제를 낳고 있다. 근원적인 치료법이 아니기에 재발이 많고 부작용 위험성도 높은 편이다. 『의사들에게는 비밀이 있다』의 저자인 응급의학과 전문의 데이비드 뉴먼David Newman은 비효율적인 디스크수술의 문제점을 이렇게 지적한다.

"흔히 의사들이 요통의 원인이라고 지적하는 내용들, 즉 추간판탈출증, 추간판파열, 추간판팽륜증은 요통이 없는 건강한 사람들의 MRI 영상에서도 흔히 볼 수 있다. 이 말은 추간판등뼈 사이에서 완충 작용을 해주는 연골이 찢어지거나 원래의 위치에서 탈출하는 경우가 종종 생기지만, 우리 몸이 별다른 사건을 일으키지 않고 그것을 치유하고 있음을 의미한다. 보통 의사들은 탈출한 추간판이 신경을 압박해 통증을 일으킬 거라는 희망에서 추간판을 고치거나 제거하는 수술을 한다. 그러나 전체적으로 성공률은 높지 않다. 추간판을 외과적으로 제거해서 신경을 감압하거나 압박을 완전히 제거한 후에도 절반 정도의 환자는 통증이 완화되지 않는다. 이것은 추간판이 찢어졌다가 자연적으로 회복되는 일이 흔하기 때문일 가능성이 높다. 그렇다면 광범위하게 시행되는 찢어진 추간판에 대한 외과수술이 과연 타당한가라는 의문이 제기된다."

즉 효과가 없는 수술로 환자들에게 부담을 주고 있다는 말이다. 디스크수술이 비효율적이라는 지적은 여러 연구 결과를 통해 밝혀지기도 했다. 2006년 근골격계 질환에서 가장 권위 있는 학술지인 미국의 'JBJS'The Journal of Bone & Joint Surgery에 실린 연구 결과에 따르면 '디스크수술 빈도가 높은 병원에서 수술을 받은 환자들의 치료 결과가, 수술 빈도가 낮은 병원보다 나쁘다'고 한다. 디스크수술을 많이 할수록 결과가 좋지 않다는 말이다.

더욱 문제가 되는 것은 디스크수술 자체의 위험성이다. 수술 과정에서 척수 주변 조직이나 신경이 손상될 수도 있고, 심할 경우 기능 회복이 어렵거나 신체가 마비되는 부작용도 나타날 수 있다. 미국 루이지애나 툴레인 대학의 교수인 헨리 라 로카Henry La Rocca는

'수술 도중 빠져나온 추간판에서 신경을 분리하는 과정 중에 신경근을 손상시키거나 반흔을 남겨 장기적인 통증과 신경 압박을 초래할 수 있다'고 말한다. 또한 '수술 실수로 척수를 덮고 있는 경막이나 척수 끝의 신경근을 손상시켜 큰 후유증을 일으키기도 한다'고 그 위험성을 지적한다. 실제 우리나라에서도 부작용 피해 보고가 많은 대표적인 수술이 디스크수술이다.

디스크수술이 치유 효과가 나타나지 않자 수술 방법은 계속 바뀌었다. 20세기 초에는 꼬리뼈와 골반뼈가 연결된 부위인 천장관절 질환을 디스크의 주범으로 여기고 천장관절을 붙이는 수술을 시행했다. 그러나 아무런 효과가 없자 꼬리표를 제거하는 수술을 시행했다. 이것 역시 효과가 없자 빠져나온 추간판에 스테로이드 약물을 주입하는 수술을 시행했으나 그 역시 효과가 입증되지 않았다. 이후에도 여러 수술법이 등장하고 폐기되었다. 현재는 디스크를 절제하는 수술을 시행하고 있다. 『의사는 수술받지 않는다』의 저자인 정형외과 전문의 김현정은 '의료는 민감하고 변덕스럽게 유행에 반응한다'고 지적한다.

"새로운 치료법이 등장하면 특성상 단기중간보고서short-term interim report 결과가 좋게 나오고, 이때부터 의사들은 열심히 이용한다. 그러다가 몇 년쯤 지나 부작용 보고가 하나둘씩 증례 보고case report 형태로 발표된다. 의료기기 회사가 본전을 뽑을 때쯤 되어서, 10년 이상 추시 장기보고서long-term report가 결국 '별로 안 좋다'고 나오게 된다. 이제 다 같이 관두는 분위기로 간다. 이런 전철의 반복이다."

 의료계에서 성행하는 수술법이 재발과 부작용이 밝혀지면 언제 그랬냐는 듯 자취를 감추기를 반복한다는 말이다. 결국 의료에 있어서 최첨단을 간다는 것은, 내 몸을 시험대에 맡기는 위험한 모험이라고 강조한다.

 수술이 유행을 반복한다는 것은 결국 근본적인 치유법이 아니라는 말이다. 요통이 있다면 자세 불량, 운동 부족, 비만 등 요통을 일으킨 원인을 찾아 바로잡지 않는 한 그 어떤 수술로도 완치를 기대할 수 없다.

 오늘날 수술 장비나 기법이 발달하면서 수술 사망률이 낮아지고 미세 수술까지 곧잘 해내는 것은 사실이다. 그러나 아무리 의학이 발달해도 절대적으로 안전한 수술은 없다. 인체에 메스를 가하는 일이므로 아무리 간단한 수술이라도 위험성이 있다.

 수술 자체의 위험성 외에도 문제가 되는 것이 마취, 후유증 등이다. 마취가 직간접적인 원인이 되어 사망하는 경우도 있고, 마취로 인해 호흡기, 심혈관계, 신장, 뇌의 기능이 저하될 수도 있다. 또한 모든 수술은 합병증과 후유증을 일으킬 수 있다. 폐렴, 응혈, 쇼크, 감염, 출혈 등의 합병증이 나타날 수 있고, 신체 일부의 영구적인 손상이나 사망을 초래하는 후유증을 부르기도 있다.

 수술에 성공해도 회복이 순조롭지 못하거나, 합병증과 후유증에 시달리는 등 수술 이후의 삶의 질에 문제가 되는 경우가 적지 않다.

뇌경색 수술 후유증으로 식물인간이 되거나, 요통을 치료하기 위해 받은 디스크수술로 하체 마비가 되거나, 자궁 근종을 제거하기 위해 받은 자궁절제수술로 배뇨 이상이 생기는 등 심각한 수술 후유증을 겪는 이들도 있다.

이런 위험을 감안할 때 절대적으로 신중해야 하는 것이 바로 수술이다. 그러나 현실은 어떤가! 너무 쉽게 수술 결정을 하고 있다. 만성 질환의 수술은 근원적인 치유와는 거리가 먼데도, 병이 다시 재발하는데도, 생명을 걸어야 하는 모험일 수 있는데도 말이다.

> **∷ Tip_ 수술 결정 시 주의점**
>
> 수술을 결정할 때는 신중해야 한다. 아주 간단한 수술로도 목숨을 잃는 사고가 발생하기 때문이다. 응급 상황이 아니라면 수술을 하지 않고 치료할 수 있는 보다 안전한 방법부터 알아보자. 대학 병원을 포함한 두 곳 이상의 병원에서 진단을 받고 결정하는 것이 좋다. 중소 병원보다 과잉 수술의 폐해가 적은 대학 병원에서 진단을 받고, 양방과 한방에서 두루 알아보는 것이 현명하다.
>
> 수술을 결정할 때는 담당 의사에게 자신의 질병과 해당 수술에 대해 충분히 설명을 듣고 제대로 이해한 후에 하자. 현재 자신의 질병이 생명을 위협하는 정도인지, 해당 수술의 명칭과 수술 방법은 어떻게 되는지, 치유를 위해 반드시 필요한 수술인지, 수술을 받지 않으면 어떻게 되는지

를 알아야 한다. 또 해당 수술의 사망률과 실패율, 수술 후 합병증과 후유증, 담당 의사의 수술 경력, 수술 소요 시간, 수술 후 회복 기간, 수술 비용과 보험 적용 여부 등도 미리 파악한 후에 결정하자.

일반적으로 생존 기간을 기초로 사망률이 계산되는 일부 암을 제외하면, 대부분의 수술은 사망률이 상당히 낮다. 사망률이 1%라면 특별히 위험하다고 보지 않을 것이다. 그러나 1% 사망자에 자신이 해당되지 않는다는 보장은 없다. 그 1%의 수치가 단지 불편을 주는 것이 아니라, '사망'이라는 것을 유념하자.

안전하고 효과적인 병원 치료 지침

병원에서 치료를 시작할 때는 안전성과 효율성을 충분히 검토하고 치료에 들어가야 한다. 일반적으로 병원에서는 검사를 마친 후에 병명과 진단 결과에 대해 설명을 한다. 이때 의사의 설명을 주의 깊게 듣고, 어떤 병인지, 현재 어떤 상태인지, 앞으로 어떻게 진행해갈 것인지 등을 구체적으로 물어 자신의 병에 대해 제대로 이해해야 한다.

담당 의사는 병을 진단한 후에 어떻게 치료하는 것이 좋은지를 환자에게 설명한다. 이때도 구체적인 치료 방법, 해당 치료법의 효과와 위험성, 비용 등을 상세히 물어보자. 특히 치료 행위가 초래할 수 있는 위험성에 대해서 미리 충분히 알아야 한다. 위험성과 부작용 가능성이 높은 치료라면, 보다 안전한 다른 치료법이 없는지를 알아볼 필요가 있다.

또한 해당 치료가 완치가 가능한 치료법인지, 증상만 완화시키는 방법인지, 치유를 앞당기기 위해 생활 관리를 어떻게 해야 하는지도 미리 점검하자. 환자가 치유 전반에 대해 제대로 이해해야만 스스로 더 많은 노력을 기울일 수 있다.

병원 치료를 시작하면서 반드시 알아야 할 것 가운데 하나가 바로 '발병 원인'을 묻고 찾는 것이다. 담당 의사에게 자신의 병이 어떤 이유로 발병한 것인지를 묻고, 병원에서 명확하게 알 수 없다면 스스로 생활 전반을 점검해서 그 원인을 찾아야 한다. 의학적 처치로 당장 증상이 없어졌다고 해도, 원인이 있는 한 다시 발병하기 때문이다.

어떤 경우에도 병을 근본적으로 치유하는 길을 적극적으로 모색하는 것이 가장 중요하다. 치료에 들어가기 전에 알아야 할 유의점을 보다 구체적으로 살펴보자.

응급 상황이 아니라면 성급하게 결정하지 말자

응급 상황이 아니라면, 자신의 병에 대해 제대로 이해하지 못한 채 급하게 치료에 들어가지 말자. 수술처럼 위험 부담이 큰 치료는 특히 신중해야 한다. 중병이라는 진단을 받으면 다른 의사에게 재진단을 받거나 다른 의학에서는 어떻게 진단하는지를 알아볼 필요가 있다.

환자와 보호자가 해당 질병과 현재의 상태를 바로 알고, 담당 의사가 권하는 치료법을 제대로 이해한 후 최선의 선택이라고 판단되면 치료에 임해야 한다. 환자와 가족이 치료의 주체로서 현명한 결정을 하도록 급하게 서두르지 말자.

완치 요법이 아닌 증상 완화법은 신중히 고려하자

자신이 받게 될 치료법이 완치가 가능한 것인지, 임시로 증상만 완화시키는 것인지를 제대로 알아보고 결정하자. 완치를 기대할 수 없는 상황에서 증상 완화제만 평생 먹어야 하거나, 재발할 가능성이 높은 수술을 해야 하는 경우라면 매우 신중해야 한다.

어떤 약도 장기간 먹는 것은 몸의 균형을 깨고 면역력을 교란시켜 새로운 병을 부추길 수 있다. 또한 아무리 간단한 수술도 메스를 가하는 것이므로 인체의 완전성이 깨지는 예기치 못한 위험성이 도사리고 있다.

응급이나 급성 질환에서는 증상 완화법이 생명을 구하기도 하지만, 만성병에 대한 증상 완화법으로는 결코 진정한 치유에 이를 수 없다. 현재 의학으로 완치를 기대하기 힘든 병이라면, 의학적인 치료보다 발병 원인인 잘못된 생활 습관을 바로잡아 치유할 수 있는 방법부터 적극적으로 찾아야 한다. 바른 생활 처방을 해줄 의사를 찾아 상담하는 것이 현명하다.

치료의 긍정적·부정적 결과를 미리 파악하자

의료에 완벽이란 없다. '최선의 방법'이라고 말할 수는 있지만, 그것이 곧 완벽하다는 의미는 아니다. 약의 작용 이면에 부작용이라는 위험성이 있듯이, 모든 치료법에는 긍정적인 효과의 이면에 부정적인 면이 있다. 인간이 행하는 의료에서는 인위적으로 몸에 손을 대기 때문에, 질병을 치료하기 위해 건강한 부분에 해를 끼칠 수밖에 없는 경우가 많다.

의료 행위는 그 부작용을 최소한으로 줄이면서 몸에 더 유익한 결과를 얻는 것이므로 치료 과정에서 몸에 일정 한도 이상의 부담을 주지 않는다는 기본 원칙을 갖는 것이 현명하다. 환자가 자신의 병에 대해 제대로 이해한 후, 예측할 수 있는 긍정적·부정적인 결과를 모두 신중하게 고려해서 결정해야 한다.

면역력을 심각하게 훼손하는 치료법은 신중히 고려하자

과잉 투약, 과잉 수술은 당장 효과가 있는 것처럼 보이지만, 긴 안목에서 보면 환자의 건강에 더 악영향을 미친다. 우리 몸은 질병을 치유하는 능력인 면역력을 선천적으로 갖추고 있다. 모든 병의 최고의 치료법은 자연치유 작용을 최대로 발휘시키는 것이다. 따라서 면역력을 심각하게 훼손하는 공격적인 치료로는 진정한 치유를 기대할 수 없다.

의사가 효과가 빠르게 나타나는 공격적인 치료법을 쓰는 것은,

환자들이 빨리 낫기를 원하기 때문이다. 그러다 보니 증상과 관련된 모든 약을 투여하고, 가시적인 효과를 빨리 내기 위해 부작용의 가능성이 큰 위험한 치료법도 주저하지 않는다.

오랫동안 병을 앓아온 환자가 치료를 시작한 후 빠르게 호전되고 증상이 사라진다면, 대개 면역력을 저하시키는 위험한 치료법일 가능성이 크다. 그로 인해 무서운 부작용과 후유증에 시달릴 수도 있다. 우리 몸의 전체 건강을 고려해 면역계의 치유 작용을 거스르지 않으면서, 단계적으로 치료를 하는 것이 보다 이상적인 치료다. 쉽고 빠르게 병적 고통에서 벗어나려는 환자들의 조급한 마음이 오히려 진정한 치유에 걸림돌이 된다는 것을 잊지 말자.

신약, 첨단 수술 등 새로운 치료법은 신중하자

응급 상황이 아니라면, 신약이나 첨단 수술 등 새롭게 등장한 치료법은 가급적 피하는 것이 현명하다. 당장 효과가 있다고 해도 나중에 어떤 부작용이 나타날지 모르기 때문이다.

충분한 시간을 두고 그 치료법의 장단점이 알려지지 않은 상태에서, 무턱대고 첨단 치료법이라는 말만 믿고 자신의 생명을 맡기는 것은 모험일 수 있다. 새로운 효과를 자랑하며 등장한 신약과 수술법이 부작용과 문제점이 드러나 퇴출된 사례는 무수히 많다. 대부분의 신약과 첨단 수술법은 보험 적용이 되지 않아 고비용이 든다는 것도 문제다.

생명이 위급한 응급 상황이 아니라면, 부작용과 후유증이 비교적 세세히 알려진 기존 치료법을 이용하는 것이 현명하다.

치료의 목표를 질병이 아닌 환자 중심으로 세우자

치료의 목표는 질병이 아니라 사람이다. 질병을 없애는 데 급급해 환자의 인간적인 삶이 뒷전이 되어서는 안 된다. 예를 들어 환자의 살날만 연장하려고 할 것이 아니라 환자의 인간적인 삶이 최대한 고려되어야 한다는 말이다.

그러나 오늘날 병원에서는 사람보다 병을 먼저 생각하는 경향이 많다. 무리한 시술로 인해 인공호흡기에 의지해서 삶을 연명하는 등 심각한 치료 후유증을 겪는 이들이 있다. 질병을 치료하는 것도 중요하지만 환자의 삶이 충분히 고려되어야 한다.

해당 치료법의 작용과 부작용을 미리 충분히 검토한 후 환자와 가족의 고통을 최소화할 수 있는 치료법을 선택해야 한다. 치료를 해야 할 대상은 '질병'이 아니라 그 병을 앓고 있는 '사람'이라는 것을 잊지 말자.

'원인 불명', '불치' 진단에는 현명하게 대처하자

병원에서 '원인 불명', '희귀병', '난치병'이라는 진단을 받으면 우선 다른 의사와 의학으로 재진단을 받자. 응급상황이 아닌데 수술을 해야 하거나 4대 성인병(암, 중풍, 심장병, 당뇨병)이라는 진단을 받을 때도 다른 의사에게 다시 진단을 받는 것이 좋다. 오진을 하는 경우가 적지 않기 때문이다. 이럴 경우 적어도 2명 이상의 의사에게 진단을 받는 것이 현명하다.

현대의학에서 발병 원인을 모르는 병을 한의학으로 찾는 경우도 있고, 어느 병원에서 불치인 환자가 다른 병원에서 치유 가능하다는 진단을 받는 사례도 있다. 같은 질병에 대해서도 의사들마다 견해가 다를 수 있고, 의학에 따라서도 치유 가능성이 다를 수 있다.

병원에서 '불치'라는 진단을 받거나 '몇 개월 시한부'라는 극단적인 말을 들었다고 해도 너무 절망할 필요가 없다. 어떤 경우에도 희망은 있다. 병원에서 포기한 불치병을 치유한 사람들은 많다. 의학의 한계를 넘어서는 진정한 치유의 힘이 환자에게 있기 때문이다.

병원에서 내리는 불치 진단은 단지 해당 의학의 한계를 말하는 것이므로 거기에 연연하지 말자. 환자와 가족이 치료의 주체가 되어 병에 대해 공부하고, 생활을 점검해 발병 원인을 찾아 바로잡자. 또 희망이 있다고 말하는 전문가를 찾고, 자신과 같은 병을 이겨낸 환자를 만나는 등 적극적으로 치유의 길을 찾자. 모든 병은 회복될 가능성이 있고, 그 열쇠를 쥐고 있는 사람은 바로 환자 '자신'이다.

★★★ 백태선 원장의 똑똑한 병원 이용 ②

좋은 의사, 좋은 병원을 찾을 때 꼭 알아야 할 5가지

공공기관의 병원 평가 결과를 참고하자

병원을 선택할 때는 일반적인 지명도나 규모를 보고 판단할 것이 아니라 좋은 의료진이 있는지, 내 병에 전문성이 있는지, 과잉 진료를 하지 않는 곳인지를 살펴야 한다. 병원의 전문성과 과잉 진료 여부는 공공기관에서 제공하는 병원 평가 정보를 참고하면 도움이 된다. 건강보험심사평가원에서는 전국 의료기관을 대상으로 한 다양한 병원 평가 결과를 공개하고 있다.

건강보험심사평가원 홈페이지 www.hira.or.kr에서 '병원 평가 정보'로 들어가면, 병의원의 항생제 처방률, 주사제 처방률, 처방하는 약품 목수를 알 수 있다. 또 수술별 진료량 수술 건수과 고혈압, 급성심근경색증, 급성기뇌졸중, 당뇨병, 관상동맥우회술, 대장암, 암 수술 사망률 등에 대한 평가 결과도 있고, 제왕절개분만 평가 결과와 혈액투석 실시 병원 등 다양한 병원 정보를 얻을 수 있다.

처방 약품목수와 항생제 및 주사제 처방률이 평균보다 높은 병원은 과잉 진료를 할 가능성이 높다. 따라서 약품 처방률이 높지 않은 병의원을 선택하는 것이 현명하다. 수술별 진료량 평가 결과를 통해서는 주요 수술별로 병원의 수술 건수를 알아볼 수 있다. 해당 병원이 그 수술에 대해 얼마나 전문성이 있고 많은 임상 경험이 있는지 수술 건수를 통해 가늠할 수 있다. 큰 수술을 해야 하는 경우라면 임상 경험이 풍부한 병원과 의사를 찾는 것이 좋다.

건강보험이 적용되지 않는 고가의 비보험 진료를 위주로 하는 병원, 새로운 검사·수술·약 등 최신 치료법을 위주로 하는 병원, 당장 수술이나 입원을 강요하는 병원, 자세한 설명도 없이 많은 검사가 이루어지는 병원, 약을 처방하면서 특정 약국을 지정해주는 병원은 대체로 상업적인 마인드가 강하다고 볼 수 있다. 이 외에 환자가 요청해도 진료비 영수증과 처방전을 두 장 발급하지 않는 병원, 자주 옮기는 병원, 병원의 위생 상태가 좋지 않고 직원들이 불친절한 병원은 피하는 것이 좋다.

임상 경험이 많은 의사가 좋다

병원보다 담당 의사를 먼저 보고 진료할 곳을 정하는 것이 현명하다. 치료에 임하는 것은 병원이 아니라 의사이기 때문이다. 임상 경험이 풍부한 의사가 대체로 유능한 편이다. 많은 임상 경험을 통해 질병과 관련된 다양한 문제를 다루는 노하우가 쌓이게 된다. 해당 치료법이 어떤 결과를 가져오는지, 환자의 마음을 어떻게 이해하는지 등은 경험을 통해 축적하게 된다. 경험이 많은 의사일수록 의학적 지식을 넘어선 치료의 노하우가 많고, 실력도 더 낫다고 볼 수 있으므로 미리 의사의 경력을 살펴보자.

치료 과정을 자세히 설명하는 의사가 믿을 만하다

환자에게 진단 결과와 치료 과정을 자세히 설명하고, 환자의 알 권리를 배려하는 의사는 책임감이 있는 의사다. 환자와 원활히 소통한다는 것은 그만큼 직업의식이 있다는 말이다. 그러나 의사들이 바쁘다 보니 설명에 소홀한 경우가 많다. 환자가 자신이 어떤 검사와 치료를 받는지 이해하지 못하면 답답함으로 인해 주치의에 대한 불만이 쌓이고 스트레스호르몬이 생산되어 병을 부추기는 생리 작용을 낳는다. 단지 소통의 부재에 그치는 것이 아니라 환자의 병세에도 악영향을 줄 수 있다는 말이다.

담당 의사와 편안히 대화할 수 있다면 환자의 마음이 그만큼 안정되고, 치료에 대한 믿음도 커질 것이다. 그 마음의 변화가 치료 결과에도 영향을 미치므로, 치료 과정을 자세히 설명하고 궁금한 것을 편안하게 상담할 수 있는 의사를 찾는 것이 현명하다.

발병 원인 찾기와 생활치유에 적극적인 의사가 유능하다

과잉 진료가 사회문제가 되고 있는 오늘날, 의학적 처방은 단순하게 하고 생활 처방에 적극적인 의사라면 직업의식이 뛰어난 의사다. 진정한 의료란 약이나 수술 같은 물리적 수단을 강조하기보다는, 발병 원인을 알아내 바로잡으며 완치의 길을 찾는 것이기 때문이다. 검사 시스템으로 발병 원인을 제대로 모른다고 해도 환자의 생활을 세세히 점검하면 원인과 참된 치유법을 찾을 수 있다.

그러나 많은 의사들이 의학적 처방만 강조하고, 근원적인 치유의 길인 생활 처방을 제대로 하지 않는다. 이런 현실 속에서도 생활 처방에 적극적인 의사라면 분명 남다른 책임감이 있을 것이다. 병원 치료는 물론이고, 환자의 식생활과 운동, 수면, 평소 주의점 등 생활 전반에서 발병 원인을 없애고 근원적인 치유의 길을 제시해주는 의사가 진짜 유능한 전문가다.

치유에 대한 믿음을 주는 의사가 훌륭하다

낫는다는 믿음을 심어주는 의사가, 환자의 마음까지 움직이는 훌륭한 의사다. 질병의 고통으로 불안한 환자의 마음을 편안하게 해주고, 치유에 대한 희망을 불어넣는 의사가 실제 환자의 치유력을 높이기 때문이다.

의사로부터 치유에 대한 강한 믿음을 얻으면 환자의 몸은 스스로 치유의 생리 작용을 시작한다. 실제 의사의 '낫는다'는 말 한마디에 죽음의 문턱에서도 살아나는 기적 같은 치유 사례가 있는 것은 환자의 마음의 힘이 치유력과 직결되기 때문이다. 환자에게 잠재된 무한한 치유력을 끌어낼 만큼 긍정적인 에너지를 줄 수 있는 의사라면 탁월한 '명의'이고, 고치지 못할 병도 없을 것이다.

그러나 현실적으로 이런 의사를 만나기는 쉽지 않다. 환자에게 일어날 수 있는 최악의 상황을 염두에 두고 대하는 것이 의료계의 관행이다. 그래야만 만약의 경우 환자나 가족들로부터 받을 원성을 피할 수 있기 때문이다. 의료인이라는 직업이 만든 방어적인 자세인 셈이다.

하지만 어느 분야에서나 직업관이 투철하고 마음의 힘을 간파한 전문가가 있기 마련이다. 믿음의 힘을 의학적으로 증명한 플라세보 효과를 모르는 의사는 없고, 의료계 내에서도 임상 효과의 30% 이상이 플라세보라고 보고 있다.

특히 최근 들어 마음의 치유 작용에 대한 구체적인 보고가 이어지면서, 환자에게 마음치유를 강조하고 치유에 대한 믿음을 심어주기 위해 노력하는 의사도 있다. 긍정적인 에너지를 불어넣어줄 이런 의사를 적극적으로 찾는 것이 곧 좋은 치료법을 찾는 길이다. 어떤 상황에서도 나을 수 있다는 확신을 갖게 하는 전문가를 만난다면, 이미 완치의 문을 연 것이다.

그런 행운을 만나기 어렵다면 적어도 비관적인 시각이 강하고 부정적인 말을 함부로 하는 의사는 피해야 한다. 어느 집단이나 더 부정적인 사람이 있기 마련이고, 그런 사람이 내 주치의가 된다면 치유에도 악영향을 주기 때문이다. 어떤 친구를 만나고 배우자를 만나느냐에 따라 삶이 달라지듯, 어떤 의사를 만나느냐에 따라 질병 치유도 달라진다는 사실을 기억하자.

∷ Tip_ 다른 병원으로 옮길 때 주의점

중병을 진단받거나, 오진이 의심되거나, 치료 과정에서 주치의에게 신뢰감이 떨어지거나, 병세가 계속 호전되지 않을 때는 다른 의사를 찾는 것이 현명하다.

다른 병원에서 재진단과 치료를 받겠다는 말을 하기가 어려워서, 의심스러운 상황을 그대로 넘어가서는 곤란하다. 특히 오진이 의심된다면 서둘러 다른 의사에게 재진단을 받아야 한다.

다른 의사에게 2차 소견을 구할 때는 이전 의사로부터 검사 자료를 요청하고 소견서를 받자. 정보를 정확히 전달할 수 있고, 검사 비용도 어느 정도 줄일 수 있기 때문이다. 진료 기록(차트)을 복사해주도록 요청할 수도 있다. 이것은 법적으로 보장된 권리다. 진료 기록이나 검사 결과 혹은 영상 촬영사진을 복사하는 비용을 지불해야 하지만, 그럴 만한 가치가 있다.

다른 의사에게 2차 소견을 구했는데, 진단이나 치료법에 대한 견해가 1차 때와 다르다면 판단하기가 쉽지 않을 것이다. 이럴 경우 의사에게 충분한 설명을 요청해서 환자와 가족이 제대로 이해한 후에 판단해야 한다.

3차 소견까지 구해서 결정하는 것이 보다 안전하다.

어떤 상황에서도 환자와 가족이 적극적인 치료 주체가 되어야 하고, 의사와 신뢰감을 형성한 후에 치료를 시작해야 한다. 환자가 의사에 대한 불신과 불만이 쌓일 경우, 심리적 스트레스로 치유에 악영향을 준다. 의사와 좋은 관계에 있어야 최상의 치료 효과를 기대할 수 있다는 것을 잊지 말자.

이송미 작가의 똑똑한 생활치유 ②
부작용을 겪으며 눈뜬 처방약의 진실

아토피약은 신기했다. 먹으면 바로 가려움이 나았다. 목에 난 작은 발진이 계속 가렵다며 긁으시던 어머니는 병원에서 처방해준 알약을 먹으면 바로 진정이 되셨다. 그 빠른 약효에 감탄할 정도였다. 나는 병이 척척 낫는 좋은 약품이 많은 시대에 사는 걸 다행이라고 여겼다.

그렇게 1년이 지났다. 하지만 어머니의 가려움은 낫지 않았다. 아니 오히려 심해졌다. 목에서 가볍게 시작된 발진이 온몸으로 퍼졌고, 어머니는 수시로 몸을 긁으셨다. 우리는 작은 의원보다 큰 병원으로 가면 치료 실력이 나을 거라 판단하고 병원을 옮겼다.

새로 치료를 시작한 곳은 친절한 중소 병원이었다. 어머니의 '만성습진'은 원래 잘 낫지 않는 병이므로 조급하게 생각하지 말라고 했다. 그 병원에서 처방해준 약은 효과가 더 좋았다. 먹는 약과 피부에 바르는 약을 모두 썼다. 약을 쓰면 염증이 빨리 나았고, 가려움도 바로 진정이 되었다.

하지만 그곳에서 처방해준 약도 먹을 때뿐이었다. 먹으면 바로 가려움이 사라졌지만, 약효가 떨어지면 더 심하게 가려웠다. 어머니는 가려움 때문에 밤잠도 제대로 주무시지 못했다.

마지막 희망으로 찾아간 곳은 아토피 환자들이 많이 찾는 대형 대학 병원이었다. 환자들이 넘쳐나는 그 병원에서도 발병 원인이 명확하지 않은 난치병이고, 잘 낫기 힘들다는 말만 다시 들었다. 그곳에서는 더 많은 알약을 주었고, 그 약 역시 먹을 때뿐이었다.

2년 가까이 여러 병원을 전전하며 처방받은 약을 열심히 먹었는데도 병세는 빠르게 악화되어만 갔다. 그제야 나는 '뭔가 잘못된 치료'라는 것을 분명히 깨달았다. 이미 어머니는 2년 전의 모습이 아니었다. 피가 나도록 긁고 계셨고, 온몸은 상처투성이가 되어 정상적인 생활이 불가능한 상황이었다.

12년 전인 당시만 해도 '아토피'라는 말이 다소 생소했고, 지금처럼 국민병 수준으로 확산되지 않았다. 나는 더 이상 병원 처방약에 의존할 수 없다는 걸 자각한 후, 절실한 마음으로 관련 자료를 찾았다. 병에 대해 공부를 하면서, 병원에서 만성습진이라고 말한 어머니의 병이 '아토피'라는 걸 알게 되었다. 현대의학으로 치료법이 없다는 것도, 병원에서 주는 약은 잠시 증상만 완화시키는 약으로 오래 먹으면 부작용이 심각하다는 것도! 이미 어머니는 몸이 붓고, 감기를 달고 살 만큼 면역력이 약해지는 등 부작용을 겪고 계셨다.

그 사실을 알았을 때 내가 받은 충격은 말로 다 할 수가 없다. 그렇게 믿었던 병원에서 처방해준 약이 오히려 병을 키웠다는 걸 자각하면서, 내가 얼마나 무지했는지를 깨달으면서, 서럽게 울기까지 했다.

과잉 증상 완화법은 '진보'가 아닌 '퇴보'

어머니가 주로 먹고 발라온 약은 스테로이드였다. 스테로이드제는 '부신피질호르몬제'라고도 불리는 염증억제제로 우리 몸의 부신피질에서 만들어지는 코르티손이라는 호르몬을 화학적으로 합성한 것이다.

강력한 효과를 내는 스테로이드제는 개발 당시 심각한 부신 기능 저하, 뇌하수체 기능 저하, 홍반성 낭창, 궤양성 대장염, 한센씨병, 호지킨병, 림프종과 같은 중증 질환에 한해 사용하도록 했다. 그러나 오늘날 스테로이드는 여드름이나 가벼운 피부 발진에서부터 아토피성 피부염과 알레르기 천식, 류머티즘 관절염, 퇴행성 관절염, 말기 암 환자의 통증 조절에 이르기까지 아주 광범위하게 쓰이고 있다. 그러면서 약 부작용이 많은 대표적인 약물이 되었다.

우리 몸의 부신은 대사를 조절하는 인체의 중요한 장기로 이곳에서 분비되는 부신피질호르몬은 체내의 거의 모든 장기에 직간접적으로 영향을 준다. 그런데 밖에서 합성 스테로이드를 계속 공급하면 인체가 스스로 만들기를 포기해버린다. 결국 선천적인 기능이 퇴화되어 더 큰 병에 걸리게 된다. 대부분의 약이 그렇듯이, 가벼운 병이나 초기 단계부터 스테로이드제에 대한 의존도가 커질수록 인체의 치유 능력은 약화되는 것이다.

스테로이드제의 구성 성분은 몸의 지방질이나 콜레스테롤과 같다. 체내에 조금씩 축적되면 결국 산화콜레스테롤로 변해 주변 조직을 산화시키며 새로운 병을 일으킨다. 체내에서 산화가 진행되면 조직을 파괴하고 염증도 악화시킨다.

스테로이드제를 계속 쓰면 교감신경을 긴장 상태로 만들어 혈압과 혈당치를 올려 고혈압과 당뇨병을 부추긴다. 또한 체내에 축적된 스테로이드로 인해 조직 파괴가 진행되어 혈류장애가 일어나 손발이 차가워지고 각종 신경통이 생기기도 한다. 결국 스테로이드제의 장기 복용은 새로운 병을 속속 부르고 그때마다 혈압약, 당뇨약, 진통제 등을 다시 먹어야 하는 악순환을 낳는다.

지금까지 알려진 스테로이드제의 부작용을 보면 어지럼증, 경련, 부종, 모세혈관 확장, 색소 침착, 부신 기능 저하, 골다공증, 백내장, 녹내장, 위궤양, 위장 출혈, 근력 저하, 고혈압, 당뇨병, 폐렴, 생리 불순, 성장 장애, 체중 증가, 우울증, 정신분열증 등이 있다. 스테로이드제의 부작용으로 널리 알려진 것 가운데 하나가 쿠싱증후군이다. 얼굴이 달덩이처럼 둥글어지면서 어깨와 등이 굽고, 배가 나오고, 피부가 약해지고, 몸의 면역 기능이 저하되어 세균에 잘 감염

되고, 정신적인 문제까지 나타나는 증상이다.

스테로이드제는 생명이 위험한 환자에 한해 제한적으로 사용해야 한다. 이를테면 중증 화상을 입고 피부 조직이 파괴되어 호흡이 정지된 경우에는 큰 도움이 된다. 목숨을 잃을 수도 있는 위급한 상황에서는 제 역할을 할 수 있다. 그러나 이런 치명적인 순간에 써야 하는 스테로이드제를 가벼운 질환에 사용하거나 근본적인 치료를 할 수 없는 만성병 조절에 쓰면 불행을 자초하게 된다.

이건 단지 스테로이드제만의 문제가 아니다. 병원에서 만성병의 증상 완화에 쓰는 약은 모두 이런 위험성이 있다. 그런데도 병원에서는 너무나 쉽게 증상 완화제를 쓴다. 큰 대학 병원이든, 작은 의원이든, 만성병에 쓰는 증상 완화제는 거의 동일하다. 단, 의사 개인의 성향에 따라 더 강한 약을 복합적으로 처방하느냐, 덜 강한 약을 단순하게 처방하느냐의 차이가 있을 뿐이다.

의학은 분명히 진보했다. 그러나 과잉 증상 완화로 오히려 병을 부추기는 오늘날의 의료 환경은 '진보'가 아니라 오히려 '퇴보'다. '약'을 '독'이 되도록 쓰면서 사람들은 점점 더 건강을 잃고 있다.

나는 이런 사실을 어머니가 충분히 이해하실 수 있도록 설명했다. 환자 본인이 제대로 알고 스스로 약 의존성에서 벗어나기 위해 노력해야 하기 때문이다. 하지만 이미 어머니는 약에 중독된 상태였기에 끊기가 쉽지 않았다. 아토피 초기부터 증상 완화제를 쓴 사람은 작은 가려움도 참지 못하고 약에 의존하면서 병을 더 키우게 된다.

어머니는 여러 차례 결심을 번복하신 끝에 다행히 무서운 증상 완화제를 끊으셨다. 그리고 생활치유를 통해 아토피에서 완전히 해방되셨다. 병을 부추긴 원인인 잘못된 생활을 바로잡자, 면역력이 회복되면서 자연치유가 이루어진 것이다.

약 부작용을 겪으면서 나는 비로소 증상 완화제의 무서운 진실을 제대로 볼 수 있었다. 병의 '원인'과 '증상'에 대해서 바르게 이해하는 안목도 얻었다. 병원 처방약을 끊고 자연치유력으로 중증 난치병을 치유해내신 어머니는 보면서, 진짜 제대로 된 약이 우리 안에 있다는 것도 깊이 자각했다. 눈물을 쏟게 만든 그 무서운 약 부작용이 일깨워준 소중한 깨달음이었다.

Chapter 03

똑똑한 환자의
발병 원인 찾기

'좋은' 치유법도
내게는 '나쁜' 이유

　어느 날, 고교 동창생이 암에 걸렸다며 근심이 가득한 얼굴로 찾아왔다. 초기 대장암으로 전문 병원에서 치료를 시작한 상태였다. 궁금한 것이 많은데, 큰 병원에서는 주치의와 오래 상담을 할 수 없다며 내게 이런저런 것을 묻기 위해 찾아온 것이다.
　나는 '암이라고 해도 크게 걱정할 필요가 없다'고 우선 친구를 안심시켰다. 암보다 무서운 것이 암에 대한 두려움을 갖는 것이므로, 가급적 평온한 마음으로 치료를 받으라고 했다. 친구는 병원 치료법과 생활치유 전반에서 궁금한 것을 물었다.
　"빨리 낫고 싶어서 요즘 홍삼을 먹고 있는데, 도움이 되겠지?"
　모든 노력을 기울여서 빨리 낫고 싶었던 그 친구는 면역력을 강화하면 좋다는 말을 듣고 홍삼을 먹기 시작했다고 한다. 면역력을 키우면 암 치유에 도움이 되는 것은 맞다. 홍삼이 좋은 약인 것도 틀림없는 사실이다.

문제는 몸에 열이 많은 그에게는 맞지 않다는 것이었다. 몸에 열을 내는 약재인 홍삼을 열성 체질인 사람이 계속 먹을 경우 심장박동이 빨라지고 혈압 상승, 두통, 불면 등의 부작용이 나타난다. 몸의 균형이 깨어져 암에 걸린 환자라면 더욱 큰 해를 입을 수 있다. 아무리 좋은 약도 자신에게 맞지 않을 경우 오히려 독이 되는 것이다. 명약이 따로 있는 게 아니라 내게 잘 맞는 약이 바로 최고의 명약이다.

그런데도 사람들은 '홍삼이 좋네, 녹용이 좋네' 하는 일반적인 잣대를 대고, 남에게 좋다면 자신에게도 좋을 거라고 오해를 한다. 나는 친구에게 그런 사실을 찬찬히 설명했다. 건강식품 메이커들이 홍삼을 면역력의 대명사로 홍보하면서, 무분별하게 이용되어 부작용 피해가 늘고 있다는 사실도 알렸다. 친구는 만병통치약에 대한 환상을 깨고, 사람마다 체질이 다르기에 맞는 약도 다르다는 사실을 이해했다.

나는 열성 체질인 그에게 좋은 약재와 식품, 생활요법을 전했다. 무엇보다 자신의 발암 원인을 찾고, 마음을 평온하게 다스리는 것이 치유의 지름길이라는 것도 설명했다. 그 후 친구는 병에 대한 두려움을 떨치고 암 전문병원에서 수술을 받은 뒤, 자신의 체질에 맞는 건강법을 실천하면서 비교적 쉽게 암을 이겨냈다.

암이 현대인의 사망 원인 1위인 난치병이다 보니 암 환자에게는

'무슨 버섯이 좋네, 무슨 약초가 좋네, 무슨 물이 좋네' 하는 식의 근거 없는 속설이 난무하고 있고, 이를 무턱대고 따르다가 병을 더욱 키우는 경우도 많다.

실제 비교적 건강한 상태로 10년간 생활해온 어느 암 환자가 자신에게 맞지 않는 건강식품을 잘못 먹어서 간염으로 입원했고 한 달 뒤 사망한 피해 사례까지 있다. 많은 사람들이 효과를 본 치유법이라고 해도 내게 맞지 않으면 위험할 수 있다. 가장 중요한 것은 '내게 맞느냐'이다.

만인에게 맞는 '특효' 치료는 없다

따라하기식 건강법으로 몸을 해치는 경우는 비단 환자들만의 일이 아니다. 건강한 사람이 잘못된 건강 상식을 무턱대고 따르다가 오히려 병을 얻는 경우도 있다.

한번은 이런 일이 있었다. 한 채식주의자가 현기증, 소화불량, 만성 무력감을 호소하며 찾아왔다. 채식을 하는 것이 건강과 젊음을 지킨다는 어느 언론 보도를 보고 채식주의자가 된 사람이었다. 그는 육류가 공해식품이고 체내에서 많은 노폐물을 만들기 때문에 건강을 위해 채식을 해야 하며, 녹즙을 먹어서 체내 독소를 제거해야만 건강을 지킬 수 있다고 믿고 있었다.

하지만 그에게 채식과 녹즙은 오히려 해가 되었다. 몸을 차게 하는 야채를 많이 먹으면 좋지 않은 냉성 체질이었기 때문이다. 따뜻한 성질의 식품이 잘 맞는 사람이 자신의 체질과 반대된 식생활을 했으니 스스로 병을 만든 셈이다.

채식주의는 영양 면에서도 문제가 된다. 필수 영양소는 우리 몸에 꼭 필요한 영양소로, 반드시 음식물을 통해 섭취해야만 생명 활동을 유지할 수 있다. 필수 영양소인 단백질의 보고라 할 수 있는 육류를 전혀 먹지 않으면 영양 불균형으로 몸의 이상을 부추길 수밖에 없다.

공해가 만연한 오늘날, 예전과 비교해 육류에 유해 물질이 많은 건 사실이다. 그렇다면 비교적 안전하게 생산된 것을 먹는 노력이 필요하다. 무항생제 사료를 먹인 축산물을 이용하고, 환경호르몬이 주로 축적되는 지방질을 제거한 뒤 먹는 등의 노력을 하는 것이 현명한 대안이다. 아예 먹지 않는다는 것은 빈대를 잡으려고 초가집을 태우는 것과 같다.

나는 자신의 타고난 체질을 무시하고 채식으로 바꾸어 오히려 병을 얻은 그 환자에게 육식을 조금씩 하라고 처방했다. 고기를 먹고 싶은 마음을 억누르고 있던 그는 자신의 체질을 이해하고, 의사에게 먹어도 된다는 말까지 들은 후 다시 고기를 먹기 시작했고 곧 예전처럼 건강을 되찾았다.

자신의 체질을 모른다면 안전하게 생산된 제철 자연식품을 골고루 먹는 것이 가장 현명한 식생활이다. 자신의 체질도 모른 채 무턱대고 좋다고 알려진 식품을 즐겨 먹는 편식은 위험할뿐더러 자칫 병을 부를 수도 있다.

세상의 모든 사람에게 좋은 식품과 건강법은 없다. 내게 맞는 건강법과 치료법일 때 비로소 효과를 볼 수 있다. 나의 고유성을 이해하는 것, 이것이 바로 참된 건강의 길로 나아가는 첫걸음이다.

:: Tip_ 건강식품 이용 시 주의점

건강식품은 일반적으로 건강에 좋다고 알려진 원료를 이용해 만든 식품을 일컫는다. 이 가운데 식품의약품안전처(식약처)로부터 심사과정을 통해 기능성과 안전성을 인정받은 제품을 '건강기능식품'이라고 부른다. 아무리 좋은 건강기능식품이라고 해도, 그것으로 병을 치료할 수는 없다. 그런데 난치병 환자들을 대상으로 '특효'라고 홍보되는 건강식품이 늘고 있다. 절박한 환자와 가족들이 안전성과 유효성을 제대로 알아보지 않고 이용해서 문제를 낳기도 한다. 정상적인 생리작용이 이루어지지 않는 환자들이 자신의 체질에 맞지 않는 건강식품을 이용할 경우, 병을 더 키우게 된다.

최근 5년간 건강기능식품부작용신고센터에 접수된 부작용 피해는 1,000여 건에 달하며, 이 가운데 30% 이상이 병원 치료를 해야 할 만큼 피해 정도가 심한 것으로 나타났다. 건강식품의 부작용 피해는 해마다 늘고 있는 추세다. 건강식품은 약이 아니다. '병을 치료한다'는 건강식품이 있다면, 그것은 지푸라기라도 잡으려는 환자의 마음을 이용한 '검은 상혼'이라는 사실을 잊지 말자.

건강식품이나 선물로 들어온 제품을 이용할 때는, 먼저 안전성과 유효성을 제대로 점검한 후에 써야 한다. 이용 시 주의점을 구체적으로 알아보자.

* 제품 인증마크를 확인하자

건강식품으로 유통되는 제품은 무수히 많고 품질도 큰 차이가 난다. 개중에는 불량식품도 버젓이 유통되고 있다. 하지만 제품을 판매하는 이들은 모두 큰 효과를 낸다고 강조하기 때문에 소비자들이 판단하기가 쉽지 않다.

식약처로부터 인정받은 건강기능식품이라면 우선 품질 면에서 보다 신뢰할 수 있는 제품이다. 제품 포장에서 식약처의 인증마크인 '건강기능식품' 로고와 'GMP' 마크를 확인하면 된다. GMP는 우수건강기능식품 제조기준 인증마크다.

수입품인 경우도 식약처에서 인정한 제품은 한글로 표시되어 있다. 공인된 품질마크가 없이 대학병원이나 의약품제조업체 등을 운운하며 질병 치료에 효과가 있다고 강조하는 제품은 피해야 한다.

* 기능 정보를 꼼꼼히 점검하자

제품에 표시된 기능 정보를 꼼꼼히 점검해서 자신에게 맞는 제품인지를 점검하자. 식약처로부터 인증받은 건강기능식품은 기능성별로 나누어져 있다. 영양소의 함량도 제대로 표기된 제품을 선택해야 한다. 내게 필요한 영양소인지, 권장량과 비교해 영양소 공급은 충분한지, 과잉 섭취의 우려는 없는지 등을 꼼꼼히 따져보자. 주원료 외의 식품첨가물도 자세히 살피고, 해당 제품의 복용량과 복용법, 복용 시 주의사항, 보관법도 점검해야 한다. 제품의 유통기한이 충분히 남아 있는지도 미리 확인하자.

* 광고에서 사전심의 필 마크를 확인하자

건강식품의 광고를 보고 구입할 때는 허위 및 과대광고인지를 살펴야 한다. 이를 확인하기 위해서는 해당 제품의 광고에 '표시 광고 사전심의 필' 마크가 있는지 점검하자. 건강기능식품은 텔레비전, 라디오, 신문, 인터넷, 인쇄물 등에 광고할 때, 한국건강기능식품협회로부터 사전심의를 받아 표시·광고 사전심의 필 마크를 쓸 수 있게 되어 있다.

광고에 사전심의 마크가 없는데 지나치게 고기능임을 강조하는 제품은 피하자. 질병 치료와 예방 효과를 주장하는 문구인 '특효', '100% 기능향상' 등의 과장 표시 광고 제품도 피해야 한다.

새로 개발된 원료나 신공법 생산임을 강조하는 제품도 피하는 것이 현명하다. 신제품은 대개 부작용 피해가 제대로 알려지지 않은 상태이기 때문이다.

* 내게 맞는 식품인지 점검하자

'건강식품의 가격이 비싸면 효능이 클 것'이라고 생각하는 사람들이 많다. 남이 효과를 본 제품은 내게도 좋을 것이라고 생각하는 이들도 많다. 이것은 잘못된 생각이다. 좋은 건강식품이란 내게 맞는 식품이기 때문이다. 귀한 원료이고 안전하게 생산한 제품이라 해도, 내게 맞지 않으면 오히려 몸에 해롭다.

건강식품을 이용할 때는 무엇보다 자신의 체질과 연령, 건강 상태, 식습관을 비롯한 생활 습관을 충분히 고려해서 제품을 선택해야 한다. 특히 질병이 있거나 약을 복용 중이라면 전문가와 상담한 후에 이용하자. 비싼 제품이 아니라, 자신에게 맞는 것을 이용하는 현명함이 무엇보다 필요하다.

* 부작용과 호전반응을 혼동하지 말자

건강식품을 이용한 후에 이상 증세가 나타나면 바로 복용을 중단하자. 이럴 때 구입처에 문의를 하면, 몸이 건강해지는 '호전반응(명현현상)'이므로 계속 복용하라는 경우가 대부분이다. 그 말을 듣고 계속 먹어서 부작용을 키운 피해 사례가 많다.

자신에게 맞지 않거나 잘못 생산된 건강식품으로 인한 부작용을 호전반응으로 착각하고 계속 이용하는 것은 위험천만한 일이므로, 일단 이상 증세가 나타나면 복용을 중단하자. 꼭 이용하고 싶다면 가까운 병의원이나 한의원에 가서 자신에게 맞는 제품인지를 물어보고, 안전하게 생산된 것인지도 확인한 후에 이용하는 것이 현명하다.

나의 고유 체질부터 바로 알기

'내게 삶의 모든 답이 있다'는 옛 성현의 말씀은 치유에서도 그대로 적용된다. 나를 바로 이해하는 것, 이를테면 타고난 자신의 체질과 생활 습관을 제대로 아는 것이 발병 원인과 치료법을 찾는 지름길이다.

나를 바르게 알기 위해서는 우선 타고난 체질부터 알아야 한다. 내가 열성 체질인지, 냉성 체질인지, 강한 장부와 약한 장부는 무엇인지를 제대로 안다면 자신에게 맞는 건강법과 치유법을 찾게 될 것이다.

타고나기를 몸이 냉하고 위장 기능이 약한 체질이라면, 평소 몸을 따뜻하게 하는 노력이 필요하다. 또 냉성 식품의 섭취를 줄이고,

소화가 잘되는 음식을 천천히 오래 씹어 먹는 것이 가장 좋은 건강법이다.

반면 타고나기를 몸에 열이 많고 간장 기능이 약한 체질이라면, 몸에 열이 쌓이는 열성 식품의 섭취를 줄이고, 간을 피로하게 만드는 술이나 고지방 식품을 피하는 것이 좋은 건강법이다. 이런 나만의 치유법과 건강법을 알기 위해 우선 자신의 고유 체질을 제대로 파악해야 한다.

체질이란 사람마다 태어나면서부터 갖는 본질적인 특징을 말한다. 타고난 고유의 기질로 신체적·정신적 특징을 포괄하는 개념이다. 동서고금을 통해 많은 체질론이 제기되었지만, 오늘날 한의학에서 가장 많이 쓰는 것은 조선시대 이제마가 정립한 사상체질이다.

『동의수세보원』이라는 책을 통해 알려진 사상의학四象醫學은 사람의 체격과 체형, 얼굴 생김새, 성격, 심리 상태, 장부의 특징, 임상적 특성 등을 종합해 사상체질, 즉 태양인, 태음인, 소양인, 소음인으로 나눈다.

사상체질에 근거해 체질 건강법을 실천하려면 먼저 자신의 체질을 알아야 한다. 그러나 체질을 파악하는 것은 쉬운 일이 아니다. 자신의 외모와 성격, 심리, 행동, 건강 상태 등을 종합적으로 살펴야 한다. 일반적으로 사상의학의 체질 구분대로 모든 특징이 맞지는 않다. 가장 많은 비중을 차지하는 체질에 자신이 해당된다고 보면 될 것이다.

체질별 바른 생활 건강법

태양인太陽人은 머리가 크고 둥글며 이마가 넓고 눈에서 광채가 난다. 가슴 위가 발달해 있고 하체와 다리가 약해 오래 걷거나 서 있지 못하며 대체로 마른 편이다. 성격은 패기가 있고, 사교적이며 독선적인 면도 있다. 두뇌가 명석해 창의력과 직관력이 뛰어나고 자존심이 강하다. 어떤 일에도 앞장서서 시원하게 처리하지만 계획성이 없다. 의욕 과잉으로 조급함을 보이고, 일이 제대로 되지 않으면 화를 잘 낸다. 과단성 있는 지도자형이며, 나쁘게 말하면 독재자형이다. 전체 사상인 가운데 0.3% 정도로 한국인에게 드문 체질이다.

장부의 특징은 폐대간소肺大肝小로 폐 기능이 발달한 반면 간 기능은 허약하다. 건강에 이상이 있으면 우선 소변보기가 불편해지는 체질로, 소변량이 많고 잘 나오면 건강한 편이다. 몸에 열이 쌓이지 않게 하고, 하체를 단련하는 것이 핵심 건강법이다. 충분한 수분 섭취를 해야 하고, 허리와 하체가 약하므로 허리 돌리기, 걷기 등의 운동이 좋다. 운동 과잉은 체열을 상승시키므로 심한 운동은 피하고 가볍게 꾸준히 하는 것이 좋다.

태양인은 음식에 예민한 반응을 보이는 체질로, 기운이 쉽게 위로 치솟으므로 냉성 식품이 맞다. 신선한 야채나 과일, 해산물 등 찬 성질의 음식이 좋으며, 자극적이거나 고지방 및 고칼로리 음식은 맞지 않다. 특히 간 기능이 약하기 때문에 기름진 육식이나 술은 피해야 한다.

태음인太陰人은 눈, 코, 입 등의 얼굴 윤곽이 뚜렷하고 골격이 굵으며 키가 크고 비대한 사람이 많다. 손발이 크며 허리와 복부가 발달하고 머리는 체격에 비해 상대적으로 작은 편이다. 피부는 두껍고 거칠며 땀구멍이 성글다. 성격은 매사에 신중하고 지구력이 강하다. 시작한 일은 끝까지 성실하게 해내지만, 변화를 싫어해 보수적 성향을 보인다. 자기 일에는 충실하지만 남의 일에는 무관심하고, 말수가 적은 편이다. 속마음을 쉽게 표현하지 않고 의심과 욕심, 겁이 많다. 전체 사상인 가운데 50% 정도로 가장 많은 체질이다.

장부의 특징은 간대폐소肝大肺小로 간 기능이 발달한 반면 폐 기능은 허약하다. 땀이 많은 체질로 땀이 잘 나오면 건강한 편이다. 운동 등을 통해 몸의 흐름을 원활하게 하는 것이 핵심 건강법이다. 폭음·폭식은 피해야 한다. 폐 기능이 약하므로 복식호흡을 병행하는 체조, 걷기 등의 운동이 좋다. 땀을 많이 흘리는 운동이나 사우나가 맞고, 수영도 체질적으로 좋다.

태음인은 소화기관이 튼튼해 아무 음식이나 잘 먹는 대식가가 많다. 차지도 뜨겁지도 않은 보통 성질의 식품이 맞는 편이며, 고단백질 음식이나 채소류 등을 다양하게 먹는 것이 좋다. 소화력이 왕성하므로 과식하지 않도록 주의한다. 특히 지나치게 육식을 하면 기운의 순환이 느려지고 비만증이 되어 성인병을 유발할 수 있다.

소양인少陽人은 머리가 앞뒤로 나오고 눈과 귀가 올라간 편이며, 턱이 뾰족하고 입술은 얇다. 상체와 가슴이 발달하고, 하체와 엉덩이는 빈약하다. 살찐 사람이 드물고 손발이 따뜻하다. 성격은 외향적이고 총명하며 민첩하다. 매사에 적극적이고 솔직하며 이해타산에 관심을 두지 않는다. 가정에는 무관심하고 바깥에서 칭찬받기를 좋아한다. 사교적이고 임기응변에 능하지만 성미가 급하고 감정적이다. 계획 없이 일을 벌이고 마무리가 서툴러 두려움이 많은 편이다. 전체 사상인 가운데 30% 내외를 차지한다.

장부의 특성은 비대신소脾大腎小로 비장 기능이 발달한 반면 신장 기능은 허약하다. 열이 많으나 땀은 별로 없고, 대변을 순조롭게 보면 건강한 편이다. 몸에 열이 쌓이지 않게 관리하는 것이 핵심 건강법이다. 신장 기능이 약하기 때문에 성 기능이 저하될 수 있다. 골격과 하체가 약하므로 달리기, 걷기 등의 운동이 좋다. 활동적인 체질이므로 에어로빅, 사이클 등의 활발한 운동도 맞다.

소양인은 인체의 대사 기능이 빠르고 잘 먹는 편이며, 쉽게 열이 오르는 특징이 있다. 선천적으로 몸에 열이 많은 체질이기 때문에 시원하고 담백한 한성 식품이 맞다. 수분이 많은 과일이나 채소, 기름기가 적은 해물 등 열을 내려주는 식품이 좋으며, 뜨겁거나 맵고 자극적인 음식은 맞지 않다.

소음인少陰人은 눈, 코, 입이 크지 않고 오목조목하며 유순한 인상을 준다. 대체로 마르고 작은 체구로 가슴이 좁고 엉덩이가 크며 상체보다 하체가 견실한 편이다. 피부가 희고 부드러우며 몸이 차고 땀이 적다. 성격은 유순하고 다정다감하며 내성적이다. 잔재주가 많고 미적 감각이 뛰어나며 꼼꼼하다. 편안한 것을 좋아해 가까운 친구만 좋아한다. 한번 감정이 상하면 오래가고 결단력이 부족하며 마음이 불안정한 편이다. 전체 사상인 가운데 20% 내외를 차지한다.

장부의 특성은 신대비소腎大脾小로 신장 기능이 발달한 반면 비장 기능은 허약하다. 소화 기능이 약한 허약 체질이 많으며, 소화가 잘되면 건강한 편이다. 몸을 따뜻하게 관리하는 것이 핵심 건강법이다. 체력이 약하고, 땀을 많이 흘리지 않는 것이 좋으므로 가벼운 체조나 걷기 등의 운동이 좋다. 냉성 체질이므로 물에서 하는 수영보다는 산을 오르는 등산이 좋다.

소음인은 소화 기능이 약하고 신경이 예민하며 몸이 차기 때문에 소화가 잘되는 따뜻한 열성 식품이 맞다. 찬 성질의 음식을 먹을 때는 익혀서 찬 기운을 없애는 것이 좋다. 한 번 먹고 체한 경험이 있는 음식은 피한다.

체질 건강법을 실천하기 위해 우선 자신의 체질부터 명확하게 파악해야 한다. 사상체질의 구분대로 비교적 명확하게 한 체질의 특징을 보이는 사람이 있는가 하면, 체질이 섞여 있어 판단하기 애매한 사람도 있다. 이럴 경우 체질 전문가를 통해 충분히 시간을 갖고 세세히 점검한 후 판단하는 것이 좋다. 자신의 체질을 정확히 알 수 없다면 평소 몸이 냉한 사람은 찬 성질의 식품 섭취를 줄이고, 몸을 따뜻하게 하는 것이 건강을 지키는 길이다. 반면 몸에 열이 많은 사람은 따뜻한 성질의 식품 섭취를 줄이고, 몸에 열이 쌓이지 않게 생활하는 것이 좋다. 이 기본 수칙만이라도 실천해보자.

내 체질을 바로 이해한다면 자신에게 가장 좋은 건강법을 알게 된다. 나를 바로 이해하는 사람이라면 발병의 원인도, 완치의 방법도 분명하게 찾을 수 있다.

❖ 체질 건강법, 이렇게 실천하자

	태양인	태음인	소양인	소음인
체형	머리가 크고 이마가 넓으며 눈에 광채가 남. 가슴 위가 발달하고 하체가 약하며 마른 편	허리와 복부가 발달함. 얼굴 윤곽이 뚜렷하며 골격이 굵고 키가 크며 비대한 편	상체와 가슴이 발달하고, 엉덩이는 빈약. 머리가 앞뒤로 나오고 눈과 귀가 올라간 편	가슴이 좁고 엉덩이가 크며 상체보다 하체가 견실함. 대체로 유순한 인상에 체구가 작은 편
성격	패기 있고 사교적이며, 창의력과 직관력이 뛰어남. 좀 독선적인 면이 있고 자존심이 강함	매사에 신중하고 지구력이 강함. 말수가 적고 보수적이며 속마음을 쉽게 표현하지 않음	외향적이고 민첩하며 총명하고 솔직함. 감정적이고 성미가 급함	내성적이고 다정하며 잔재주가 많음. 사교적이지 않고 우유부단함
건강 지표	소변이 시원하게 나오면 건강한 편	땀이 원활하게 나오면 건강한 편	대변이 시원하게 나오면 건강한 편	소화가 잘되면 건강한 편
주요 건강법	하체를 단련하고, 체열이 쌓이지 않게 생활	운동 등을 통해 몸의 흐름이 원활하도록 생활	몸에 열이 쌓이지 않게 생활	냉기를 피하고 몸을 따뜻하게 생활
바른 식생활	야채나 과일, 해산물 등 찬 성질의 식품을 충분히 먹고, 자극적이거나 고지방 및 고칼로리 음식은 피함	보통 성질의 식품이 맞고, 고단백질 음식이나 채소류를 다양하게 먹는 것이 좋음. 과식을 피함	과일이나 채소, 기름기가 적은 해물 등 찬 성질의 식품을 충분히 먹고, 뜨겁거나 맵고 자극적인 음식은 맞지 않음	소화가 잘되는 따뜻한 열성 식품이 맞고, 한 번 먹고 체한 경험이 있는 음식은 피함
바른 운동법	허리 돌리기, 걷기 등이 좋고 가벼운 운동을 꾸준히 해야 함	복식호흡을 병행하는 체조, 땀을 많이 흘리는 운동, 수영, 사우나 등이 좋음	에어로빅, 사이클 등 활발한 운동과 조깅, 걷기 등 하체단련 운동이 좋음	가벼운 체조나 걷기 등 땀을 많이 흘리지 않는 운동이 좋음

체질별 맞는 식품, 약재

	태양인	태음인	소양인	소음인
맞는 식품	메밀, 멥쌀, 녹두, 들깨, 검은콩, 배추, 오이, 상추, 버섯, 셀러리, 포도, 머루, 다래, 모과, 앵두, 감, 붕어, 조개, 새우, 방게, 굴, 전복, 소라, 홍합, 대합, 오징어, 문어, 낙지, 게, 미역	흰콩, 밀, 율무, 수수, 멥쌀, 땅콩, 현미, 밤, 호두, 은행, 잣, 배, 자두, 살구, 매실, 무, 도라지, 연근, 더덕, 토란, 죽순, 감자, 고구마, 호박, 가지, 표고버섯, 당근, 시금치, 명태, 조기, 멸치, 복어, 다시마, 쇠고기, 우유, 식초	보리, 녹두, 팥, 메밀, 메조, 참깨, 배추, 상추, 오이, 호박, 미나리, 시금치, 우엉, 죽순, 아욱, 숙주나물, 수박, 참외, 딸기, 바나나, 토마토, 멜론, 해삼, 굴, 전복, 가물치, 복어, 게, 새우, 가자미, 돼지고기, 오리고기, 녹차	찹쌀, 차좁쌀, 찰수수, 감자, 부추, 쑥, 쑥갓, 양배추, 무, 당근, 고추, 양파, 마늘, 생강, 파, 귤, 토마토, 복숭아, 미꾸라지, 뱀, 멸치, 조기, 명태, 닭고기, 개고기, 흑염소고기, 양고기, 메추리, 식초, 로열젤리
맞지 않는 식품	밀가루, 수수, 찹쌀, 흰콩, 호두, 밤, 은행, 부추, 갓, 생강, 마늘, 고추, 겨자, 후추, 쇠고기, 닭고기, 돼지고기, 개고기, 염소고기, 우유, 버터, 설탕, 커피, 술	녹두, 팥, 메밀, 생강, 후추, 오이, 상추, 포도, 감, 바나나, 숙주나물, 운지버섯, 생굴, 홍합, 게, 우렁이, 바지락, 소라, 재첩, 정어리, 청어, 돼지고기, 닭고기, 개고기	찹쌀, 차좁쌀, 고추, 생강, 파, 마늘, 갓, 양파, 부추, 후추, 겨자, 카레, 산초, 귤, 메기, 미꾸라지, 닭고기, 개고기, 염소고기, 노루고기, 커피, 술	보리, 팥, 메밀, 밀가루, 딸기, 참외, 수박, 오이, 배추, 생굴, 게, 오징어, 가물치, 가재, 다시마, 전복, 조개, 돼지고기, 오리고기, 맥주, 빙과류, 빵, 우유, 녹차
맞는 약재	송엽, 송화, 송지, 오가피, 하수오, 노근, 저두강, 익모초	갈근, 녹용, 동충하초, 마, 우황, 웅담, 오양곽, 두충, 맥문동, 오미자, 용안육, 산조인, 연자육, 천문동, 상황버섯, 의이인	영지, 지황, 결명자, 산수유, 복분자, 구기자, 둥글레, 매실, 송엽, 신선초, 홍화, 익모초, 지모, 황련, 박하, 질경이, 알로에	인삼, 녹용, 꿀, 황기, 백출, 대추, 감초, 계피, 진피, 애엽, 음양곽, 해구신, 두충, 육종용, 익모초, 당귀, 천궁, 작약, 소엽
맞지 않는 약재	녹용, 인삼, 꿀, 갈근, 당귀, 대추, 감초, 황기, 계피, 옻	인삼, 꿀, 숙지황, 알로에, 구기자, 수세미, 포도당, 홍화	인삼, 꿀, 녹용, 계피, 당귀, 황기, 대추, 두충, 산약, 오가피	영지, 결명자, 구기자, 맥문동, 천문동, 지황, 웅담

같은 병도
발병 원인은 모두 다르다

◆
◆

"검사란 검사는 모두 했는데도, 이 두통의 원인을 몰라서 답답합니다."

고려대 통합의료센터를 찾아온 한 중년 남성이 진료를 시작하면서 한 말이다. 나는 매주 수요일에 고려대 의대에서 강의를 하고, 그곳 통합의료센터에서 진료도 한다. 양방과 한방 진료를 동시에 하는 의료센터이다 보니, 현대의학으로 발병 원인을 알 수 없는 난치병 환자들이 찾아올 때가 많다.

그 환자 역시 심한 두통으로 온갖 검사를 받았지만 원인을 알 수 없었고, 짬짬이 운동도 하고 식이요법이나 민간요법도 해보았지만 소용이 없었다고 한다.

그는 원래 두통이 많이 올 수 있는 체질은 아니었다. 그렇다면 이것은 잘못된 생활 습관을 오래 이어오고 있다는 말이었다. 나는 환자와 상담을 하면서 그가 무슨 일을 하고, 어떻게 하루를 보내는지를 하나씩 알아갔다.

그는 책임감이 강하고 성실한 법관으로, 매일 많은 일을 하고 있었다. 재판과 관련된 자료를 검토하기 위해 오랜 시간 컴퓨터 앞에 앉아 있었고, 그러다 보니 자연스럽게 목을 앞으로 숙이는 자세로 있을 때가 많았다.

나는 그의 두통이 목을 바르게 하지 않는 '자세 불량' 때문이라는 생각이 들었다. CT검사로 알 수 있는 목 디스크는 아니지만, 경추가 삐뚤어져 뇌의 기혈순환 부진으로 인한 두통 환자가 의외로 많다. 이것을 오래 방치하면 목 디스크가 되고, 중풍 같은 심각한 뇌 질환이 오기도 한다.

"현재로서는 판사님 두통의 원인은 자세 불량인 것 같습니다. 일을 줄일 수 없는 상황이라니 우선은 목을 숙이지 않고 바로잡는 데 도움을 주는 목 베개라도 하고 컴퓨터를 보십시오. 너무 장시간 한 자세로 있는 것은 피해야 합니다. 1시간마다 기지개를 켜고 간단한 스트레칭이라도 하면서 몸을 풀어주시는 것이 좋습니다."

그 환자는 바로 목 베개를 사서 목에 끼고 컴퓨터를 보기 시작했다. 또 의식적으로 자세를 바로 하고 긴장된 몸을 풀어주려고 노력했다. 그러면서 쉽게 두통이 나았고, 내게 여러 차례 감사 인사를 하면서 치료를 마쳤다.

자신의 생활 속에 발병 원인이 있다

비슷한 시기에 우리 병원을 찾아온 또 다른 두통 환자가 있었다. 그 환자는 젊은 남성으로 헬스 트레이너였다. 평소 건강에 자부심이 있던 그는 갑자기 심한 두통이 생기자, '뇌종양 같은 중병이 아닐까' 하는 걱정으로 큰 병원에서 정밀검사를 받았다. 그러나 많은 검사를 했지만 이상을 찾을 수 없었다. 결국 답답한 마음에 한방적인 견해를 듣기 위해 나를 찾아온 것이다.

그는 같은 두통 증상이지만 앞서 소개한 자세 불량이 원인이었던 두통 환자와는 달랐다. 척추나 경추가 반듯하고 유연했다. 그의 날씬하고 탄탄한 근육질 몸이 부럽기까지 했다. 운동이 직업인 사람이었기에 운동 부족으로 인한 순환 장애로 나타나는 두통도 아니었다.

나는 그가 젊은 청년이므로 정신적인 스트레스나 기호식품이 문제가 되어 나타나는 두통이 아닐까 짐작했다. 그러나 그는 심리적 스트레스도 크게 없었고, 술이나 커피 같은 두통을 일으킬 수 있는 기호식품도 먹지 않았다.

그는 두통이 주로 아침에 많이 나타난다고 했다. 비교적 잘 자는데도 아침에 일어나면 머리가 아프다는 것이다. 밖에서 활동할 때보다 집에서 두통이 잦다는 것은, 집안 환경에 문제가 있다는 말이었다. 아니나 다를까, 그는 새집에 살고 있었다. 새로 지은 집에서 발생하는 유해 화학물질로 인한 '새집증후군'으로 두통이 생겼던 것이다.

신축한 집의 건축 자재나 벽지, 바닥재 등에서 발생하는 휘발성 유기화합물VOCs과 포름알데히드HCHO 등은 우리 몸을 교란시키는 공해물질이다. 이들 유해 화학물질은 체내에서 신경 및 간장 장애를 일으키고 두통, 알레르기, 암 등 각종 병을 부추기는 것으로 알려져 있다.

페인트 냄새가 강한 곳에서 머리나 눈이 아팠던 경험은 누구나 한 번쯤 있을 것이다. 그것은 바로 유해 화학물질이 체내로 흘러들어 몸을 자극하기 때문이다. 이런 자극이 계속되면 몸의 면역력이 저하된다. 특히 화학물질에 민감한 사람이라면 온갖 이상 증상을 보이게 된다. 이런 경우 병원에서 정밀검사를 해도 원인 불명으로 나오기 때문에 새집증후군이나 화학물질과민증을 앓는 이들이 더욱 고통받고 있다.

새집증후군은 현대사회의 대표적인 공해병이자 원인 불명의 난치병이다. 집뿐만 아니라 새 차, 새 가구, 새 생활용품 등 새로 생산된 제품에서 유해 화학물질이 다량 발생하기 때문에 새 집이나 새 제품이 많은 공간에서 생활하는 이들에게 각종 문제를 일으킨다. 이럴 때는 친환경 제품 혹은 휘발성 화학물질이 모두 날아간 제품을 쓰거나, 환기를 철저히 해서 실내 공기의 오염을 막는 것이 발병 원인을 없애는 최선의 길이다.

두통을 일으킨 원인이 새집증후군이라는 사실을 알게 된 그 헬스 트레이너는 이사를 했다. 비교적 건강했던 그는 병을 부추기는 원인이 없어지자 바로 완치되었다.

원인 불명으로 진단된 2명의 두통 환자를 동시에 진료하면서 나는 다시 한 번 크게 자각했다. 발병 원인은 환자들마다 모두 다르다는 것을! 그리고 그 원인은 환자의 생활에서 찾아야 한다는 것을!

같은 병도
치유법 역시 모두 다르다

많은 환자들이 '같은 병은 치료법도 같을 것'이라는 오해를 한다. 현대의학이 심어준 잘못된 편견 때문일 것이다. 사람마다 발병 원인이 다르다는 것은 곧 치료법도 다르다는 말이다.

모든 병의 근원적인 치유법은 그 원인을 찾아 없애는 것이다. 병의 굴레를 완전히 벗고 싶다면, 자신의 발병 원인을 알아내서 바로잡는 나만의 치유의 길을 찾아야 한다.

불면증 환자들을 예로 들어보자. 불면증을 앓는 이들은 대개 비슷한 증상을 호소한다. 밤에 잠을 제대로 잘 수 없고, 잠을 못 자니 늘 피곤하고, 피부가 까칠하고, 감기 같은 잔병도 잦은 편이다.

수면은 생명 활동의 근간이며, 건강의 필수 요소다. 잠자는 동안 우리 몸은 심신의 피로를 풀고, 유해물질을 해독하며, 에너지를 얻고, 각종 호르몬을 분비하는 등 유용한 생리 활동을 한다. 생명 활동에 꼭 필요한 야간의 인체대사는 수면을 충분히 취할 때 원활하게 이루어진다.

우리 몸은 낮에 다소 무리하게 일을 해도 밤에 충분히 자면 손상된 기관이 대개 회복된다. 수면 중에 분비되는 호르몬 가운데 하나인 성장호르몬은 아이들의 성장을 유도하고, 성인의 손상된 세포와 근육을 회복시키는 역할을 한다.

수면호르몬인 멜라토닌 역시 몸의 신진대사와 면역 체계를 조절한다. 이들 유용 호르몬은 충분히 수면을 취할 때 제대로 분비된다. 결국 밤에 잠을 제대로 자지 못한다는 것은 면역력을 떨어뜨리고 만병을 부추기는 셈이다.

불면이 인체 전반에 악영향을 주다 보니 불면증 환자들은 여러 고통을 호소하고 증상도 대개 엇비슷하다. 그러나 발병 원인은 사람마다 다르다. 잠을 자지 못하는 이유를 찾아 바로잡는 것이 근원적인 치유법이다.

지난해 불면증으로 찾아온 한 환자는 50대 여성으로 전업주부였다. 나는 환자와 상담하면서 그녀가 매일 저녁부터 TV를 켜놓고 있다는 사실을 알게 되었다. '잠이 오지 않으니 TV라도 봐야겠다'는 생각에서 늘 켜놓는다고 했다. 그녀의 주된 불면증의 원인은 바로 그것이었다. 수면을 취해야 하는 야간에 지나친 영상 자극을 받으면서 뇌가 긴장 상태로 있었기 때문에 잠을 잘 수 없었던 것이다.

우리의 몸은 아침에 일어나서 햇빛을 본 후 14~16시간이 지나면 수면호르몬인 멜라토닌이 분비되어 잠이 오게 되어 있다. 수면호르몬인 멜라토닌은 빛의 양을 감지하고 반응하는 호르몬이다. 아침에 햇볕을 충분히 쬐고 밤에 방을 어둡게 하면, 생체 시계가 정상적으로 작동하여 수면호르몬인 멜라토닌이 분비되면서 자연스럽게 졸리게 된다.

수면을 취해야 할 밤 시간에 방을 밝게 하거나 TV나 스마트폰, 컴퓨터 등으로 강한 영상 자극을 받는 것은, 곧 수면호르몬의 분비를 방해하는 것이다. 잠이 오지 않는다고 TV를 보던 그 환자는 잘못된 생활 습관으로 인해 불면을 키우고 있었던 셈이다.

"밤늦도록 텔레비전을 보는 습관이 불면을 더욱 부추긴 원인인 것 같습니다. 밤에는 수면호르몬이 분비되도록 방 안을 어둡게 해서 숙면 환경을 만들어야 합니다. 잠이 오지 않는다는 데 너무 신경 쓰지 마시고, 자극이 적으면서 마음을 편안하게 유도해주는 것을 찾으세요. 책을 보시는 것도 좋은 방법입니다."

나는 환자에게 발병 원인을 바로잡는 생활치유법을 전했고, 환자는 바로 책을 보는 방법을 실천에 옮겼다. 가벼운 책을 몇 권 사서 잠이 오지 않을 때마다 읽기 시작한 그녀는 결국 불면증을 치유했다. 책을 읽다가 저절로 잠이 드는 날도 생기면서 자연스럽게 정상적인 수면 습관을 갖게 된 것이다. 그녀는 자신의 발병 원인을 정확히 파악하고 그 원인을 없앤 덕에 비교적 쉽게 불면증을 치유할 수 있었다.

가장 똑똑한 의사는 '환자' 자신이다

얼마 전 불면증을 호소하며 찾아온 한 환자는 30대 남성 직장인으로, 내 수업을 듣는 제자였다. 경희사이버대학교에서 한의학 강의를 하고 있는 나는 온라인으로 수업을 하고 학생들과 소통을 한다. 그러다 보니 제자들의 이름만 알지 얼굴은 모른다. 하지만 제자들은 내 얼굴을 알고 간혹 찾아와서 상담이나 진료를 받기도 한다.

나는 멀리서 찾아온 불면증에 걸린 제자와 오래 상담을 했다. 하지만 원인을 분명하게 찾을 수 없었다. 그는 식생활이며 운동, 마음 관리 등 생활 전반에서 건강관리를 잘하며 살고 있었다. 낮에는 열심히 활동했고, 밤에는 불을 모두 끄고 좋은 수면 환경을 만들어 자고 있었다.

'이 환자의 불면 원인은 무엇일까?'

나도 고민이 되지 않을 수 없었다. 우선 환자의 체질에 맞게 기혈순환을 돕는 약재를 주고, 숙면에 도움이 되는 기본적인 생활치유법도 전했다.

불면증을 치유하기 위해서는 우선 잠에 대한 강박관념을 없애는 것이 중요하다. 잠자리에 들어 억지로 잠을 청하는 것은 오히려 정신적인 부담이 된다. 잠이 오지 않는다는 데 지나치게 신경을 쓰지 말고, 차라리 관심을 딴 곳으로 돌려서 느긋한 마음을 가져야 한다. 즐거운 추억을 떠올릴 수 있는 옛 사진을 보거나, 감동적으로 본 책을 다시 읽거나, 편안한 음악을 듣는 등 긍정적인 감정을 만드는 것이 좋다. 마음이 평안해지면 자연스럽게 심신의 긴장이 풀리고 이완 모드로 접어든다.

잠자리에서 복식호흡이나 명상을 하는 것도 좋다. 아랫배에 의식을 집중해 천천히 배를 내밀고 넣으면서 복식호흡을 하면 숙면에 도움이 된다. 숨을 내쉴 때는 걱정, 스트레스, 피로가 함께 빠져나간다고 상상하고, 숨을 들이마실 때는 우주의 따뜻한 사랑의 에너지가 들어온다고 상상하면 심신이 편안하게 이완된다. 잠을 방해하던 긴장과 불안을 밀어내면 숙면을 취할 수 있다. 나는 환자에게 잠에 대한 강박관념을 버리고 마음의 긴장을 푸는 기본적인 요령을 설명했다.

그런데 이 환자는 잘 낫지 않았고 세 차례 진료를 받은 후 다시 오지 않았다. 내심 '치료가 잘되지 않아서 오지 않는구나!' 하는 생각이 들었고, 불면증을 치유해주지 못한 것이 미안했다. 스승이라고 멀리서 찾아온 제자이다 보니 더욱 미안한 마음이 들어 내가 먼저 그에게 전화를 걸었다.

그런데 그는 아주 반가운 목소리로 불면증이 나았다고 말했다. 나는 놀라서 어떻게 된 일인지 물었다. 그는 1주일 전부터 갑자기 숙면을 취하게 되었는데, 그 원인이 바로 이웃집 간판의 불빛 때문이라는 것을 뒤늦게 알았다고 했다.

그의 이웃에는 24시간 편의점이 있었는데, 그 간판의 불빛이 야간 내내 켜져 있어서 그가 자는 방까지 환하게 비치곤 했다. 그런데 커튼을 쳐도 그 불빛이 새어 들어와 그의 뇌가 이완하고 숙면을 취하는 데 방해가 되었던 것이다. 그도 그런 사실을 몰랐다고 한다.

그런데 그 편의점이 장사가 안 돼 문을 닫고 다른 점포로 바뀌었고, 그 점포가 밤에 영업을 하지 않아 간판 불을 끄면서 자연스럽게 그에게 숙면의 환경이 조성되었던 것이다. 그는 빛이 전혀 없는 방에서 개운하게 자고 난 후에야 그 간판의 불빛이 문제였다는 걸 알게 되었다.

그의 말을 들으면서 나는 웃지 않을 수 없었다. 우리는 한참을 웃은 뒤 다시 만나자는 인사를 하고 전화를 끊었다. 의사인 나는 환자의 발병 원인을 찾지 못했기 때문에 제대로 치료를 할 수 없었다.

그의 경우처럼 환자의 세세히 일상과 환경을 모두 파악한다는 것은 의사에겐 어려운 일이다. 오직 환자 자신만이 삶 전반을 제대로 점검해서 발병 원인을 찾을 수 있다. 결국 발병 원인과 완치 방법을 찾을 수 있는 가장 똑똑한 의사는 환자 '자신'이라는 말이다.

발병 원인을 없애면
불치 암도 낫는다

〈헬스조선〉이 여는 '암 극복 힐링캠프'에서 강의를 시작한 후, 요즘 많은 암 환자들과 소통하고 있다. 절망하는 환자들에게 발병의 원인을 찾아 바로잡고, 올바른 마음치유와 생활치유법을 전하면서 큰 보람을 얻고 있다.

처음 암 진단을 받은 환자들에겐 공통점이 있다. 암을 지나치게 두려워한다는 것이다. 암이 우리 국민 4명 가운데 1명을 죽음으로 몰고 가는 사망 원인 1위의 병이기 때문일 것이다.

하지만 '암은 낫기 힘들다'는 것 역시 의학적 편견이다. 생존율 95%의 놀라운 치유 기록을 보이는 일본의 암 환자 모임인 '이즈미회생명의 샘물'의 이야기를 보자. 기적을 낳은 이들은 대부분 병원에서 포기한 말기 암 환자들로, 스스로의 치유 노력으로 암을 이기고 예전보다 더 건강하게 생활하고 있다.

이즈미회를 만든 나카야마 다케시 씨는 쉰두 살 때 불치 암을 선고받았다. 재발한 위암으로 위의 90%까지 잘라낸 그는, 수술 후 의사로부터 '전이된 진행성 말기 암이라서 나을 가능성이 없다'는 말을 들었다. 암세포가 온몸의 임파절로 퍼져 있어 6개월 내로 재발한다는 잔인한 선고였다.

그러나 그 충격적인 말에도 나카야마 씨는 절망하지 않았고, 의학이 치료할 수 없다면 자신의 힘으로 '반드시 병을 이겨내겠다'고 다짐했다. 살아계신 부모님보다 먼저 죽는 불효를 할 수 없다고, 자식도 없는 아내를 홀로 두고 일찍 세상을 떠날 수 없다고 생각한 것이다.

평소 그는 인간의 자연치유력에 대한 믿음이 있었다. 그랬기에 병원의 불치 진단에도 흔들리지 않고 비장한 각오로 스스로 의사가 되어, 발병 원인을 찾아 바로잡고 면역력을 강화하는 생활을 하나씩 실천해갔다.

우선 문제가 된 식생활부터 바꾸었다. 평소 육류, 고지방 식품, 단 음식을 즐겨 먹었던 그는 현미와 채식으로 식단을 바꾸었다. 몸의 순환 기능을 떨어뜨리고 발암을 부추기는 식품을 주로 먹었다는 걸 깨달은 것이다.

음식은 우리 몸을 구성하고 생명 유지에 필요한 에너지 공급원이다. 얼마나 건강한 식품을 먹느냐가 곧 생명력과 면역력을 좌우한다. 이런 식생활의 중요성을 알게 되면서, 해독 기능과 항산화 작용이 뛰어난 현미와 채식 중심의 식단으로 바꾼 것이다.

그는 위의 90%를 잘라낸 상태였기 때문에 모든 음식물을 입안에서 100번 이상 씹어 먹었다. 그렇게 해도 음식물이 식도 부근에서 막힐 때가 많았고, 식사 시간이 1시간 이상씩 걸렸다. 그러나 차차 익숙해졌고 6개월째부터는 한 끼를 30분 안에 먹게 되었다.

자영업을 해온 그는 평생 과로와 과욕으로 심리적 스트레스에 시달려왔다. 지나친 욕심과 인간관계의 갈등이 암을 일으킨 또 하나의 주요인임을 자각하면서, 일을 접고 마음을 비우기 위해 노력했다. 뭔가에 대한 욕심도, 누군가에 대한 원망도, 모두 자신의 삶을 병들게 한다는 걸 절감했기 때문이다. 담배와 술도 끊고, 매일 아침 산책을 하면서 몸을 단련했다.

결코 자기 생을 포기하지 않았던 그는 치열한 노력으로 4년 만에 암의 굴레에서 벗어났다. 암 진단을 받기 전보다 오히려 더 심신이 건강해졌고, 다시 일에도 복귀했다. 스스로 말기 암을 이겨낸 그를 보면서 사람들은 기적이라고 말했다. 그러나 그는 기적이 아니라 당연한 노력의 결과라고 말한다.

"발병 원인을 찾아 바로잡았기 때문에 치유된 건 당연한 결과다. 암이 생기는 것은 사람마다 나름의 이유가 있다. 자신이 그동안 어떻게 살아왔는지를 돌아보자. 나를 가장 힘들게 하는 것, 그동안 먹은 음식, 만난 사람들, 해온 일들, 마음의 짐 등이 모두 발병 원인으로 작용하므로 이런 원인들을 점검해 바로잡으면 병원이 포기한 암도 치유할 수 있다."

진정한 치유는 병을 부추긴 생활을 바로잡는 것이며, 전적으로 환자의 노력에 달렸다는 말이다. 나카야마 씨는 그런 사실을 절망하는 환자들에게 알리고 싶었다. 그래서 1990년 암 환자 모임 '이즈미회'를 만들어, 발병 원인을 찾아 바로잡는 건강한 생활 습관을 통해 말기 암도 나을 수 있다는 희망을 전하고 있다.

'암은 낫는다'는 슬로건을 내건 이즈미회는 처음 몇 명으로 시작했지만 차츰 회원 수가 늘어 2007년 800명을 넘어섰고, 현재 일본에서 가장 큰 암 환자 단체이다.

특히 이들은 연평균 생존율이 95%라는 경이적인 치료율을 보이며 의학계에서도 주목받고 있다. 회원 가운데는 암 환자인 의사도 있다. 회원들이 대부분 병원에서 포기한 말기 암 환자라는 점을 감안할 때 놀라운 치료율인 셈이다.

더욱 주목할 점은 그들의 삶이 일반 암 환자들과 달리 평온하다는 것이다. 인간적인 삶을 포기한 채 치료 부작용으로 고통받으며 생을 마감하는 것이 아니라, 보다 충만한 삶을 살고 있다. 진정한 생존율이란, 그저 살아 있는 시간의 길이가 아니라 인간으로서의 삶을 산 시간이어야 할 것이다.

재발한 말기 암으로 위의 90%를 잘라냈던 나카야마 다케시 씨. 그는 시한부 선고에도 굴하지 않고 발병을 부추긴 생활과 마음을 바꾸는 적극적인 노력으로 병과 삶을 더불어 치유했다. 그리고 20여 년간 건강하게 생활하면서 절망하는 환자들에게 희망의 등대가 되고 있다.

 '병의 원인을 찾으면 낫지 못할 병이 없다'는 불변의 진리를 세상에 널리 전하며!

내 병의 원인 찾기, '치유 일기' 쓰기

세상에 원인이 없는 질환은 없다. 단지 현재의 진단 기술과 의학 장비로는 그 원인을 밝혀낼 수 없는 것뿐이다. 아니, 어쩌면 병원에서 발병 원인에 대한 완전한 답을 기대하는 건 무리인지도 모른다. 사람마다 발병 원인이 제각각이기 때문이다.

환자 스스로 생활을 점검해 원인을 찾을 수밖에 없다. 의학적 처치를 강조하는 병원에서는 주로 증상 완화제를 처방해 당장 환자의 고통을 줄이는 데 주력할 것이다. 그리고 그 치료법은 일시적인 효과를 내는 데 그친다. 설령 이상을 바로잡는 완치요법이라고 해도, 발병 원인이 계속 제공되는 한 병은 다시 재발할 수밖에 없다. 임시 치료에 만족하는 환자로 평생 살고 싶지 않다면, 적극적으로 자신의 생활을 점검해 병을 부추기는 원인을 내몰아야 한다.

병원에서 일반적이고 광범위한 발병의 원인, 즉 스트레스, 잘못된 식생활, 운동 부족, 과로, 흡연, 음주, 환경, 노화 등이 원인이라고 설명하면, 그 가운데 자신에게 문제가 되는 것이 무엇인지를 찾아야 한다. 의식주는 물론이고 마음과 환경을 두루 살펴 병을 부추기는 원인을 바로잡을 때 질병의 굴레를 완전히 벗을 수 있다.

불규칙한 식사 습관으로 만성 위염이 있다면 식생활을 바로잡고, 비만으로 혈압이 오른다면 살을 빼고, 자세 불량으로 요통이 있다면 자세를 바로잡고, 누군가에 대한 오랜 분노로 호르몬의 분비 시스템이 교란되었다면 명상이나 마음 수련 등 마음의 평화를 얻는 근원적인 치유의 길을 찾아야 한다.

발병의 원인은 개별적이고 또 복합적이다. 이런 복합적인 발병 원인을 모두 찾기 위해서는 '치유 일기' 쓰기가 효과적이다. 매일 자신의 생활 전반을 점검하는 치유 일기를 쓰다 보면, 원인을 찾고 치료 방향을 잡을 수 있다.

아무리 중병이라도 병세가 늘 같지는 않다. 중증 아토피 환자도 가려움이 덜할 때가 있고, 만성 통증 환자도 분명 통증이 줄 때가 있다. 우울증에 시달리는 사람도 비교적 기분이 좋을 때가 있고, 꼼짝도 못하는 중증 암 환자도 기운을 차릴 때가 있다. 반면 증상이 심해지고 병세가 악화될 때도 있다.

이런 증상의 변화를 기록하면서 병을 부추기는 것과 치유를 촉진하는 것을 찾아내는 게 바로 치유 일기다. 증상이 어떨 때 심해지고 덜해지는지를 주의 깊게 관찰하면서 생활의 변화에 따른 병세를 세세히 기록하면 된다.

증상이 심할 때는 의식주가 어떻게 달랐고, 어떤 마음 상태였고, 어떻게 하루를 보냈고, 생활상 무슨 변화가 있었는지 찾아 쓰자. 또 병세가 호전될 때는 생활에 어떤 변화가 있었는지를 기록하자. 그렇게 쓰다 보면 복합적인 발병 원인을 하나씩 밝혀내고, 근원적인 치유의 길을 찾을 수 있다.

내 병은 왜 생겼나? 이 물음의 답을 찾지 않는 한, 그 어떤 병도 완치할 수 없다. 이 해답을 찾을 수 있는 사람은 바로 환자와 그 가족이다.

병은 내 삶의 결과다. 내가 어떻게 사느냐에 따라 병이 만들어지고, 또 생겨난 병이 사라진다. 삶 속에서 싹튼 병을 완전히 치유하는 길은 병을 부추기는 잘못된 생활을 바로잡는 것이다. 결국 내 의지와 노력에 달린 셈이다.

병든 나를 치유해줄 수 있는 것은 '의사'가 아니라 바로 '나' 자신이다. 또 '의학'이 아니라 병을 부르는 '생활'을 바로잡는 것이 근원적인 치유법이다. 오직 나만이 나를 온전히 치유할 수 있다.

:: Tip_ 치유 일기, 이렇게 쓰자

년. 월. 일

* 오늘의 기본 식사:

* 식사 시간:

* 식사량:

* 입맛의 여부:

* 식사 외 먹은 음식:

* 잠자리에 든 시간:

* 수면 시간:

* 숙면의 여부:

* 자고 난 후 컨디션:

* 운동 종목과 시간:

* 운동 후 컨디션:

* 환경 등의 변화:

* 외출 장소:

* 스트레스가 된 일:

* 오늘 만난 사람:

* 하루 동안 기분:

* 마음의 고민거리:

* 오늘의 특이사항:

* 병세(증상)의 변화는?
    VAS visual analogue scale: 환자의 통증 정도를 파악하는 방법의 하나를 이용

해 기록한다. 최고 아픈 것을 '10'으로, 통증이 없는 것을 '0'으로 정하고, 오늘 통증의 정도를 수치로 기록한다.
다른 증상도 마찬가지로 시시각각 변화를 수치로 기록한다.

* 오늘의 치유 깨달음

* '선물 같은' 또 하루를 보내며!

※ 치유 일기 양식(기록할 기본 항목)에 정해진 틀은 없다. 자신의 생활상과 병세의 변화를 세세히 점검하면서, 발병 원인을 찾을 수 있는 항목을 넣으면 된다.

:: 어느 환자의 치유 일기

* 오늘의 기본 식사:
  아침- 밥, 콩나물국, 김, 김치
  점심- 야채 비빔밥
  저녁- 밥, 미역국, 쇠고기 장조림, 시금치무침, 김치

* 식사 시간:
  아침- 오전 7시 반(20분간)
  점심- 12시 반(20분간)
  저녁- 8시(30분간)

* 식사량:
  아침- 반 공기
  점심- 한 공기
  저녁- 한 공기

* 입맛의 여부: 아침 입맛이 없음. 점심과 저녁 비교적 맛있게 먹음

* 식사 외 먹은 음식: 간식은 먹지 않음. 점심 때 밖에서 녹차를 마심

* 잠자리에 든 시간: 저녁 11시

* 수면 시간: 새벽 1시가 넘어 잠이 듦. 아침 7시까지 수면

* 숙면의 여부: 오늘도 쉽게 잠이 들지 않음. 2시간 이상 뒤척임. 두 번 정도 깸

* 자고 난 후 컨디션: 아침엔 여전히 몸이 무거움

* 운동 종목과 시간: 점심시간에 허리를 풀기 위해 10분간 스트레칭을 함. 퇴근 후 동네에서 걷기 운동 30분

* 운동 후 컨디션: 운동 후에는 기분도 밝아지고 허리와 머리 통증도 덜함

* 환경 등의 변화: 아침, 저녁 온 집안의 문을 열어 환기를 시작함

* 외출 장소: 서점, 찻집

* 스트레스가 된 일: 새로 온 부장님의 깐깐함이 신경 쓰임

* 오늘 만난 사람: 늘 만나는 회사 직원들, 우연히 만난 학교 동창

* 하루 동안 기분: 아침부터 두통이 있어서 기분이 좋지 않음. 낮에 요

통도 좀 심해서 좋지 않았음

* 마음의 고민거리: 병에 대한 고민, 상사에 대한 불만

* 오늘의 특이 사항: 서점에서 학교 동창을 우연히 만남

* 병세(증상)의 변화는?
 요통이 어제보다 조금 심해짐. 전반적인 컨디션도 좀 저조함
 −두통: 아침에 두통이 조금 심함(7), 낮부터 잠들 때까지는 보통(5)
 −요통: 아침 보통(5), 낮 조금 심해짐(8), 저녁 보통(5)
 −불면증: 조금 심함(7)

* 오늘의 치유 깨달음
 −식생활 점검
 패스트푸드 대신 자연식품을 계속 먹은 탓인지 속이 훨씬 편하다.
 불면증이 생긴 후로 커피를 끊었다. 커피 향을 맡으면 먹고 싶은 마음이 든다.
 낮에 커피 대신 녹차를 마셨는데, 그것도 불면에는 그다지 좋지 않은 것 같다.
 녹차에도 카페인이 들어 있다고 하니…….
 불면이 나을 때까지 녹차도 멀리하는 게 좋겠다.

-수면 점검

잠이 오지 않아서 심호흡도 해보고, 명상 음악도 들었다.
그래도 여전히 잠이 쉽게 들지 않는다. 차차 나아지겠지.

-운동 점검

낮에 요통이 좀 심해서 시간을 내어 스트레칭을 했다. 역시 효과가 있었다.
계속 앉아서 일하는 게 허리에 부담이 된다.
오늘은 퇴근 후 걷기 운동도 했다. 빼먹을 때도 많지만 그래도 노력하고 있다.
만성 통증에서 벗어나기 위해 스스로 노력하는 나 자신을 칭찬한다.

-환경 점검

실내의 오염된 공기가 병을 부추긴다기에 오늘부터 환기를 시작했다.
아침에 상쾌한 공기를 마시니 좋은 것 같다.

-마음 점검

새로 부임한 부장님 때문에 스트레스를 받는다.
직장을 그만두지 않는 한 상사를 바꿀 수는 없다.
그렇다면 스트레스가 되지 않도록 그를 보는 시각을 바꾸어야 한다.
그는 분명 유별나게 깐깐하고 원칙주의자다.
이걸 달리 해석하면 꼼꼼하게 일하고, 소신이 있다는 말이다. 유능한 건 사실이다.

'배울 게 많은 스승'이라고 계속 생각해야겠다.

낮에 서점에서 우연히 만난 친구가 사업이 잘된다고 한다.
불황이라 다들 힘들다는데 좀 부러웠다.
건강도 좋아 보였다. 그것도 부러웠다.
친구가 잘되면 진심으로 축하해주어야 하는데, 그게 쉽지 않다.
절대 남과 비교하지 말자!
남의 행복은 진심으로 축하해주고, 남의 불행은 진심으로 위로해주자!

* '선물 같은' 또 하루를 보내며!
점점 나아지고 있다. 감사한 일이다.
나는 아픈 내 몸과 마음을 '있는 그대로' 사랑한다. 결국 완전한 건강에 이를 것이다.
내 삶의 모든 것에 감사한다.

★★★ 백태선 원장의 똑똑한 병원 이용 ③
양방, 한방 치료를 정할 때 꼭 알아야 할 5가지

모든 병은 양방으로 보다 정확하게 진단받자

모든 병은 우선 양방으로 검사하고 진단받아 환자의 상태를 정확히 알아야 한다. 어떤 치료법을 쓸 건지는 그다음에 결정할 문제다. 진단이 바르게 이루어지지 않으면 치유법도 찾을 수 없다. 현재로서 양방의 진단 기술을 따라갈 의학은 없다.

한방에서도 고유의 진단법이 있기는 하지만 양방에 비해 정밀하지 못하다. 특히 인체의 기질적, 즉 형태학적 및 생화학적인 이상은 찾기가 어렵다.

예를 들어 어지럼증의 경우 철분 부족, 귀 평형기관의 이상, 뇌신경의 이상, 경추의 이상 등 다양한 원인으로 인해 나타나므로 우선 양방의 정밀한 검사를 통해서 보다 정확한 진단을 받는 것이 현명하다.

응급, 급성 질환은 양방 치료가 뛰어나다

각종 사고로 인한 출혈, 호흡 곤란, 화상 등의 응급 상황과 신종플루 등의 급성 질환은 생명이 위태로운 상황이므로 신속하게 양방 치료를 받아야 한다. 현대의학의 급성 및 응급 치료의 가치는 독보적이다.

한방은 치료 효과가 대체로 양방에 비해 늦게 나타난다. 생명이 위급한 상황에서 분명한 한계가 있다. 수술과 같은 외과적 상황에서도 효과적으로 대처하기 어렵다. 따라서 응급 및 급성 질환, 응급 수술 등은 양방으로 신속하게 치료하는 것이 현명하다.

원인 불명성 질환은 한방 치료가 현명하다

양방의 진단법은 인체의 형태학적 및 생화학적 이상을 주로 찾아내는 검사법이다. 따라서 해당 장기 등이 구조상 이상이 없을 경우 대개 '정상'이라고 진단한다. 그러나 양방의 검사로는 이상이 없다고 나오는데도 실제 환자는 고통을 겪는 경우가 많다. 이런 경우는 눈으로 확인할 수 없는 기능의 이상이므로 한방으로 치료하는 것이 현명하다.

한방에서는 눈에 보이지 않는 인체의 생명 에너지인 기氣가 장기간 손상을 받으면 인체 기능에 이상이 나타나고, 더 진행되면 눈에 보이는 질병으로 발전한다고 본다. 이때가 되어야 비로소 양방에서 진단이 가능하다는 이론이다.

병이 나기 직전의 상태인 미병未病 단계에서 병을 다스리는 데는 한방이 실질적인 도움이 된다. 신경성 질환이나 스트레스 질환 등 양방에서 발병 원인을 제대로 알 수 없는 질병의 치료에 효과적이다.

생활 습관병인 만성병은 한방이 효과적이다

일반적으로 양방은 급성 및 응급, 외과 질환에 능하고, 한방은 만성, 내과 질환에 능하다. 양방이 구조적인 질환의 치료에 뛰어나다면, 한방은 보다 기능적인 질환에 효과적이다. 만성 질환자가 양방 병원에서 생활치유에 대한 상담 없이 단지 증상 완화에만 주력한다면, 진정한 건강을 기대할 수 없다.

한방은 몸 전체, 즉 오장육부의 균형을 찾아 병든 부분을 회복시키는 치료 원리를 갖고 있다. 인체 전반을 아우르며 건강 증진을 도모하는 종합의학이므로 부작용이 적고 만성병 치료에 더 도움이 된다. 특히 퇴행성 질환이나 자가면역 질환, 난치성 내과 질환 등은 한방에서 치료 효과가 높은 편이다.

중풍의 경우를 예로 들면, 급성 중풍일 때는 신속히 양방으로 정확한 진단과 응급 처치를 해야 한다. 그러나 급성 중풍을 응급 처치한 후 보다 근원적인 치료를 할 때는 한방 치료가 낫다.

자연과의 조화를 비롯해 체질별 바른 식사법, 호흡법, 운동법, 조심법調心法 등 바른 양생법을 강조하는 생활의학인 한방은 잘못된 생활로 인한 생활 습관병에 보다 근원적인 답을 제시한다. 생활 처방에 적극적인 한의사를 찾는다면 더 실질적인 도움이 될 것이다.

대안요법은 효과와 안전성을 신중하게 검토하자

양·한방 의학으로 뚜렷한 해결책이 없는 병이라면, 대체요법 가운데 도움이 될 만한 치료법을 선택해 이용할 수도 있다. 일반적으로 자연적인 치유 방식을 이용하는 대체의학에는 자기요법, 니시요법, 카이로프랙틱, 동종요법, 영양요법, 향기요법, 수치료, 아유르베다, 수기요법, 테이핑요법, 목욕요법, 반사요법, 찜질요법, 온열요법, 지압, 요가, 단전호흡, 기공, 명상, 최면, 바이오피드백, 미술요법, 음악요법 등 다양한 요법이 있다.

대체요법을 선택할 때는 더욱 신중해야 한다. 제도권 의학과 달리 객관적인 임상 통계와 정보가 빈약하고, 의료 제도로 보장이 되지 않기 때문이다. 각각의 대체요법은 장점과 더불어 한계와 단점이 있다. 그 어떤 요법도 만능일 수 없으므로 치료 효과와 안전성을 신중하게 검토하고 선택하자.

대체요법을 이용할 때도 먼저 진단은 현대의학으로 받는 것이 좋다. 환자의 상태를 보다 정확히 파악하는 것이 급선무다. 또 환자나 보호자가 해당 요법에 대해 적극적으로 공부하고 이해한 후에 이용해야 한다.

해당 요법을 제대로 이해하기 위해 우선 충분한 임상적 결과를 가지고 있는지, 언제부터 이용되어 왔는지, 치료 성공률은 얼마나 되는지, 위험 요소와 부작용은 없는지, 얼마 동안 치료를 받아야 하는지, 담당 치료사가 풍부한 임상 경험을 가지고 있는지, 지속적으로 치료받기 쉬운지, 해당 요법을 실행한 후에는 몸에 어떤 변화가 있는지, 비용은 얼마나 드는지 등을 자세히 알아보아야 한다.

무엇보다 안전한 치료법인지 반드시 미리 점검할 필요가 있다. 대체요법 역시 모든 사람에게 똑같은 효과를 내는 것이 아니므로, 일부 치료 결과를 보고 무턱대고 따라 하지 말고, 꼼꼼하게 해당 요법의 장단점을 파악한 후 이용하자.

이송미 작가의 똑똑한 생활치유 ③
내 어머니의 발병 원인 찾기

신기한 일이 일어났다. 지난밤 어머니가 편안하게 주무셨다. 중증 아토피로 2년 넘게 고생하신 어머니가 전혀 긁지 않고 푹 주무신 것이다. 어머니는 아토피 발병 이후 밤마다 유독 심해지는 가려움으로 밤잠을 제대로 주무신 적이 없었다.

그런 어머니가 전혀 긁지 않고 숙면을 취하신 건, 당시 내게는 기적처럼 보였다. 도대체 뭐가 병세를 호전시켰을까? 그 전날 어머니는 몇 달 만에 친구 분들을 만나 가까운 곳으로 나들이를 다녀오셨다.

어머니는 아토피가 심해지신 후 사람들을 잘 만나지 않으셨다. 온몸에 상처가 난 모습을 지인들에게 보이기를 꺼리셨다. 모두에게 걱정을 끼치는 존재가 되었다고 여기신 것이다. 그래서 늘 집에만 계셨다.

아토피가 생기기 전에는 친구 분 댁에도 자주 놀러 가시고, 함께 나들이를 가실 때도 많았다. 천성이 사교적이신 터라 사람들과 어울리는 것을 좋아하셨다. 그런 어머니가 아토피가 심해지면서 집에만 계셨고, 우울한 마음도 더불어 키우신 것이다. 그때까지 미처 몰랐던 이런 사실을, 병세의 변화를 보면서 비로소 알게 되었다.

그 무렵 나는 아토피 치유에 대한 공부를 시작하며 가장 먼저 자연 친화적인 생활을 실천했다. 어머니가 현대의 공해병인 아토피를 앓으면서 의식주 전반에서 반자연적인 삶을 살았다는 것을 자각했기 때문이다.

우리는 밥상에서 유해식품을 밀어내고, 제철 자연식품을 먹고, 합성 화학물질의 사용을 줄이고, 집안 환기를 철저히 하고, 천연섬유 옷을 입고, 자연의 순리를 따르면서 자연 친화적인 생활을 실천해갔다. 아토피약을 끊으면서 급속도로 악화되던 병세가 그 자연 친화적인 생활 덕에 아주 조금씩 호전되는 기미가 보였다.

그러나 아토피는 빨리 낫지 않았다. 난치병이고 중증이었기에, 쉽게 낫기 힘들다고 예상했지만 갈 길이 너무 멀게만 보였다. 그런 상황에서 어머니가 단 하룻밤이라도 가려움에서 해방되어 편히 주무셨다는 건 놀라운 일이었다.

그날 이후 나는 '치유 일기'를 쓰기 시작했다. 증상의 변화를 세심히 관찰하고 기록해서 발병과 치유를 부추기는 요인을 구체적으로 찾아내기 위해서였다. 매일 꼬박꼬박 쓰지는 않았지만, 증세의 변화를 보이는 날은 어김없이 기록하면서 발병 원인을 찾아나갔다.

그렇게 몇 달간 치유 일기를 쓰면서 알아낸 결과, 어머니는 소식과 절식을 할 때 병세가 크게 호전되었다. 증상이 심할 때는 며칠간 밥과 청국장, 물김치만으로 식사를 하면 가려움이 크게 줄면서 피부가 진정되었다.

숲에서 운동이나 산책을 한 날, 좋은 온천수에서 목욕을 한 날도 가려움이 덜했다. 마음이 평온하고 즐거운 날도 병세가 눈에 띄게 호전되었다. 결국 내 어머니에게는 과식을 피하고, 자연식품을 먹고, 마음을 긍정적으로 다스리고, 자연 친화적인 생활을 하는 것이 아토피를 치유하는 길이라는 답을 얻을 수 있었다.

반면 증상이 심해질 때는 그 반대의 상황이었다. 과식을 하거나, 인스턴트 가공식품이나 자극적인 음식을 먹거나, 페인트나 새 제품의 유해 화학물질에 노출되거나, 덥거나 건조한 환경에 있거나, 피로할 때는 증상이 악화되었다. 또 무슨 걱정이 있거나 부정적인 감정으로 속을 끓이신 후에는 아토피가 심해졌다.

일반적으로 아토피를 부추기는 주요인이라고 알려진 달걀과 쇠고기, 콩 같은 고단백 식품에 대해서는 별로 과민반응을 보이지 않으셨다. 반면 아토피 치유에 좋다고 알려진 달맞이꽃 종자유나 피크노제놀, 합성 비타민제와 같은 건강식품은 치유에 전혀 도움이 되지 않았다. 나는 발병 원인과 치유법이 사람마다 다르다는 것을 절감하게 되었다.

그렇게 치유 일기를 통해 생활을 점검하면서 발병 원인들을 하나씩 찾을 수 있었다. 그 후 원인을 없애거나 바로잡는 근원적인 치유법을 실천하면서 비로소 어머니는 아토피에서 완전하게 해방되셨다. 가려움은 사라졌고 도저히 회복될 것 같지 않던 상처 난 피부에도 다시 새살이 났다. 연세에 비해 속살이 고운 어머니는 언제 아토피를 앓았냐는 듯 뽀얗고 부드러운 피부결을 회복하셨다.

그 이후에 다시 중풍과 암이 발병해서 우리의 삶을 흔들었지만, 그때도 발병 원인부터 알아보는 근원적인 치유의 길을 찾았다. 그 덕에 아토피 때처럼 약 부작용을 경험하는 시행착오를 겪지 않고 빠르게 치유의 지름길을 찾을 수 있었다. 환자와 가족이 의사가 되어 스스로 발병의 원인과 치료법을 찾아야 한다는 치유의 완전한 답을 가지고 있었기 때문이다.

막막한 사막에서 길을 잃고 헤매는 사람처럼 절박한 심정으로 썼던 치유 일기. 그 일기는 결국 어머니를 치유의 땅으로 이끄는 가장 확실한 나침반이 되었다.

:: Tip_ 나의 치유 일기

* 2002년 6월 22일

오늘은 어머니의 가려움이 심하다. 찰떡을 드신 게 원인인 것 같다. 믿을 만한 떡집에서 안전한 원료로 만든 거라고 했는데……. 아무래도 과식을 하신 것 같다.

평소 어머니는 식탐이 많으시다. 그래서 예전에는 별별 간식을 다 드렸다. 그 과식과 유해 가공식품들이 아토피를 부추긴 주요 요인이 된 것 같다. 그런 어머니가 자연식품만 먹고 소식을 계속 하시려니, 힘드실 때도 있을 것이다.

입맛에 당기는 맛난 음식을 먹고픈 마음! 그래도 아토피가 전반적으로 나아지고 있어 별로 내색을 하지는 않으신다.

과일, 고구마, 감자…… 이 외에 간식거리가 뭐가 더 있을까?

앞으로도 건강을 위해 자연 식단을 쭉 고수해야 하니, 안전한 간식거리를 계속 찾아봐야겠다.

* 2002년 7월 12일

운동을 시작한 지 2주가 지났는데, 어머니가 많이 피곤해하신다.

오전 9시에 동네 걷기를 1시간 정도 하는데, 이 운동량이 노인이신 어머니에게는 부담이 되는 것 같다. 운동 시간을 조금씩 단계적으로 늘려야겠다.

여름이다 보니, 아침인데도 덥다. 더워서 땀을 많이 흘릴 때는 증상이 어김없이 심해진다. 긴 안목에서 치유력을 강화하기 위해서는 운동이 필수인데!

어머니가 새벽잠이 없으시니 운동 시간을 새벽 6시로 옮겨야겠다. 그런데 내가 아침에 일찍 일어나지 못한다는 게 문제다. 아무래도 생활 사이클을 일찍 자고 일찍 일어나는 '아침형'으로 바꾸어야겠다.

* 2002년 7월 28일

오늘도 가려움이 심했다. 지난 며칠간 증상이 심했는데, 그 원인을 드디어 알아냈다.

범인은 바로 '새로 산 옷'이었다.

합성섬유 옷은 '몸을 공격한다'고 할 정도로 건강에 해롭다. 원료인 합성 화학물질이 피부로 흘러들어 몸을 자극하고, 공기 소통을 방해하고, 정전기로 문제를 일으키기도 한다. 아토피처럼 피부에 문제가 있는 사람들에게는 더욱 해롭다.

그런 사실을 알고 며칠 전 여러 장의 헐렁한 면 옷을 샀다. 그 새로 산 옷을 세탁하지 않고 바로 입었는데, 새 옷의 유해 화학물질이 어머니의 피부를 자극한 듯싶다. 새 집, 새 옷, 새 가구 등 현대식 공법으로 생산된 새 제품에서는 모두 유해 화학물질이 방출된다. 새 제품에서 나는 그 독특한 냄새······.

이제 새로 산 옷은 반드시 세탁부터 하고 입고, 새 제품은 휘발성 화학물질이 다 날아간 후에 방에 들여야겠다.

유해 화학물질은 생각보다 더 깊숙이 우리 생활 속에 파고들었다. 합성

화학물질을 원료로 한 의류, 방충제, 방향제, 합성 세제, 섬유유연제, 샴푸, 화장품…… 이런 걸 쓰지 않고 천연 제품으로 대체해야겠다. 그릇도 플라스틱 성분이 조금이라도 들어간 것은 모두 치우고 가장 안전하다는 스테인리스와 유리 제품만 쓰고!
또 뭐가 있는지 더 자세하게 알아봐야겠다.
합성 화학물질의 사용을 줄이는 것이, 곧 건강을 지키는 길이다.
'환경운동'이 '생명운동'이고 '건강운동'이라는 걸, 아토피를 통해 뼈저리게 느낀다.

* 2002년 7월 30일
천연 숯을 사서 잘 씻어 말린 후 방 안에 두었다.
무덥고 습할 때는 가려움이 심해지는데, 여름철이라 고온다습한 환경을 피할 수 없어 천연 제습제인 숯을 마련했다.
당장 무슨 효과가 있으랴마는 심리적으로 위안이 된다.
어머니도 큰 참숯을 보시더니 좋아라 하신다. 일단은 성공이다!

* 2002년 8월 1일
오늘부터 음식을 한 입에 30번씩 씹고 삼키는 습관을 들이기 시작했다.
평소 어머니는 음식을 빨리 드시는 편이다. 아니, 뭐든지 빨리빨리 하시는 편이다.
빨리 먹으면 소화기관을 피곤하게 만들고, 유해 성분을 중화하는 침도 충분히 분비되지 못하고, 과식하게 되는 등 여러모로 건강에 해롭다는 것을 알게 된 후 잘못된 식습관을 바꾸기로 했다.

하루 만에 어머니 병세의 변화를 알 수는 없지만, 우선 나부터 오래 씹어 천천히 먹으니 속이 좀 편안한 것 같다. 소화 작용이 원활하게 이루어진다는 말이겠지.

어머니도 더부룩한 게 좀 덜하다고 하신다.

소화 기능에 도움이 되면 아토피 치유에도 도움이 되겠지? 분명 그럴 것이다!

* 2002년 8월 3일

우리 동네 귀염둥이 승아의 아토피가 많이 나아서 얼마나 다행인지 모르겠다.

아토피에 걸린 이웃집 꼬마 승아에게 치유 정보를 주면서 승아 엄마와 친해졌다. 걱정이 태산 같던 승아 엄마에게 내 어머니가 얼마나 심한 아토피였고, 생활치유를 통해 얼마나 좋아졌는지를 설명했더니 희망을 얻은 것 같았다.

나는 아이의 생활을 점검해 발병 원인을 찾는 방법을 자세히 설명해주었다. 그 후 승아 엄마의 각별한 노력으로 병을 키우는 원인을 찾아내어 하나씩 바로잡으면서 아이의 아토피가 많이 나아졌다.

주로 유해 가공식품을 중심으로 한 식생활이 문제였다. 아이들이 어릴 적부터 인스턴트식품의 입맛에 길들어 자라는 건 심각한 사회 문제가 아닐 수 없다.

오늘 또 하나의 발병 원인을 찾았다.

승아 엄마가 자랑하는 그 '새 차'가 문제였다.

새집증후군만큼 문제가 되는 새차증후군으로, 승아가 차를 오래 탄 날은 어김없이 증상이 심해졌던 것이다.

우리는 그동안 어린 승아가 외출을 장시간 하면 피곤해서 증상이 심해지는 줄 알았다. 그런데 오늘 그 번쩍번쩍한 새 차를 직접 타본 후 차 안이 유해 화학물질로 꽉 차 있다는 걸 알았다. "아~ 이게 문제였네!" 하고 알아낸 것이다.

깜짝 놀란 승아 엄마는 오늘부터 하루 종일 자동차 문을 열어놓고 환기를 시키기 시작했다. 유해 화학물질이 다 날아간 다음에 아이를 태우겠다고 한다.

시간은 좀 걸릴지 몰라도 세심하게 생활을 점검하면 발병 원인을 모두 찾을 수 있다는 걸 다시 확인한 하루였다.

* 2002년 8월 7일

운동 장소를 인근 산으로 바꾸었다.

집에서 30분쯤 가면 언덕이라고 부를 만한 낮은 야산이 있다. 도심의 산이라서 울창한 숲은 없지만 드문드문 제법 근사한 숲이 있다.

오늘 소나무숲을 발견했다. 숲에서 나오는 천연 음이온이 병을 부추기는 체내 활성산소에 딱 붙어 활동을 하지 못하게 막는다고 하니, 좋은 치유의 공간을 발견한 셈이다. 자연이 살아 있는 곳으로 이사를 간 사람이 아토피를 치유했다는 건 빈말이 아닐 것이다.

나는 어머니에게도 숲에서 나오는 치유 물질이 얼마나 좋은지 설명했다. 좋다는 것을 알고 받아들이면 효과가 더 커질 것이다.

솔숲에서 체조도 하고 심호흡을 하니, 심신이 깨어나는 것 같다. 어머니도 얼굴색이 밝아지고, 피부도 한결 안정된 것 같다. 나 역시 몸과 마음이 한층 가볍다.

자연과 더불어 사는 삶 속에 참된 건강이 있을 것이다.

Chapter 04

불치병과
원인 불명 질환도
낫는 까닭

의학의 한계를 뛰어넘는 명의

◆
◆

　환자들은 내 스승이다. 내게 끊임없이 공부하게 만들기 때문이다. 때로는 직접적인 가르침을 주는 경우도 있다. 그런 환자들 가운데 개원 초기에 만난 한 환자를 아직도 잊을 수 없다.

　후배의 친구였던 그는 20대 후반의 젊은 남성으로 '자율신경실조증'이라는 병을 앓았다. 여러 병원을 다니며 검사를 했지만 발병 원인조차 알지 못한 채 고통받고 있었다. 양방과 한방을 아울러 의학적 소견이나마 자세하게 들어보는 것이 우선의 바람이라는 말을 들으면서, 그의 막막한 심정을 헤아릴 수 있었다.

　자율신경실조증은 호흡, 소화, 체온 조절, 동공 조절, 심혈관, 비뇨기 및 생식기관 등의 기능을 조절하는 자율신경계에 이상을 보이는 난치병이다. 우리가 의식하지 않아도 자연스럽게 움직이는 호흡이나 소화 기능, 비뇨 기능, 생식 기능 등이 정상적으로 활동하지 않으면 온몸의 기능이 마비되는 것과 같다.

그 환자는 이미 소화가 잘되지 않아서 밥도 제대로 먹을 수 없고, 잠도 자지 못하고, 하체가 무감각하고, 갑자기 실신하는 일도 잦은 중증 자율신경실조증이었다. 현대의학에서는 정확한 원인을 알 수 없으니, 치료법 또한 없다.

이런 경우 한의학에서도 막막하기는 마찬가지다. 한방의 진단 결과, 그는 심장 기능이 약하게 태어났다. 심장 기능이 약하다 보니 위장으로 공급되는 혈액이 부족해서 평소 소화장애를 일으킬 수 있는 체질이었다. 이럴 경우 심장 기능을 북돋워서 위장 기능을 더불어 강화하는 것이 기본 치료법이다. 하지만 완치를 장담할 수 없을 만큼 병세가 깊었다.

당시 나는 의학적 처방에만 비중을 두던 젊은 시절이었고, 그런 내 눈에는 치유의 길이 보이지 않았다. 현대의학으로는 '원인 불명'이며 '불치'이고, 한의학에서도 치유를 확신할 수 없는 상황이라는 것을 그대로 환자에게 설명했다.

"심장 기능을 강화하고 기혈순환을 돕는 침과 약을 써볼 수 있습니다. 하지만 현재로서는 제가 치료할 수 있을지 모르겠어요. 치료가 쉽지 않다는 것이 양방이든 한방이든 현재 의학의 수준입니다."

그는 한 가닥 희망을 갖고 1개월 치료를 한 후, 크게 호전되지 않자 다시 오지 않았다. 나는 미안했다. 치료가 되지 않은 환자는 의사에게도 큰 상처로 남는다. 젊은 나이에 죽음 앞에 서게 될 그를 생각하니 마음이 아팠고, 의학과 나 자신의 한계를 더욱 절감하게 되었다.

내 병은 내가 고친다

한동안 마음을 심란하게 만든 그 환자에 대한 기억은 시간이 지나면서 잊혀졌다. 그렇게 잊은 환자를 10년 후 그를 소개해준 후배의 회사에서 우연히 다시 만났다. 그런데 놀랍게도 그는 건강한 모습이었다. 나는 머리를 맞은 것 같은 충격을 받았다. 그는 웃으면서 자신의 투병기를 들려주었다.

그는 투병 당시, 병원을 전전하며 답이 없는 길을 찾아 헤매는데 지쳐 어느 날 갑자기 조용한 시골에 가서 삶을 정리해야겠다는 생각이 들었다고 한다. 그래서 무작정 산골로 들어가 전전긍긍하던 마음을 비우고 병에 대한 것도 가급적 잊고, 새소리와 물소리를 들으며 조용하게 지냈다. 생을 마감하는 사람의 고요한 의식처럼!

그런데 질병에 대한 스트레스를 내려놓고 평온한 마음으로 지내자 증상이 조금씩 호전되는 것을 느꼈다. 바로 그 순간 '자신에게 치유의 열쇠가 있다'는 것을 번개처럼 깨달았다. 그 후 건강 관련 책을 무수히 읽으면서 우리 모두에게는 그 어떤 병도 이겨낼 자연치유력이 존재한다는 것을 자각하게 되었고, 책을 통해 얻은 자연치유력을 강화하는 법을 실천에 옮겼다. 자연식을 하고, 자연과 호흡하고, 몸을 움직여서 노동하고, 살아 있는 하루하루를 감사한 마음으로 보냈다. 그러면서 병을 모두 이겨내고 건강을 되찾았다.

나는 부끄러웠다. 곧 사망할 거라고 여겼던 환자가 스스로의 힘으로 살아난 이야기는 내게 펀치처럼 날아왔다. 그것은 의학의 한계라는 굴레에 묶인 어리석은 의사라는 사실을 일깨워준 강한 펀치였다. 그 일은 내가 의학적 고정관념을 깨고 나오는 계기가 되기도 했다.

내게 큰 깨달음을 준 그 환자처럼, 우리 모두에게는 그 어떤 병도 이겨낼 무한한 치유력이 있다. 의학의 한계를 넘어서기 위해서는 환자가 치료의 주체가 되어야 한다. 환자와 가족이 치료의 중심에 서서 '내 병은 내가 고친다'는 생각을 할 때 비로소 진정한 치유와 참된 건강의 문을 열 수 있다.

의학이 만든 '희귀병'과 '불치병'

"모든 병원에서 다 불치병이라고 합니다. 제 어린 딸을 꼭 좀 살려주십시오."

'모야모야병'이라는 희귀병을 앓는 은지 부모가 병원에 찾아와 눈물을 보이면서 내게 한 말이다. 나 역시 자식을 키우는 부모이기에 그들의 슬픔을 헤아릴 수 있었다.

모야모야병은 뇌혈관이 좁아져서 마비되는 병으로 어린이와 중년 여성들에게 주로 나타나는 원인 불명의 불치병이다. 적어도 현대의학은 원인을 모르고 '희귀'하며 '불치'라고 규정하고 있다.

이 병을 앓는 환자들은 뇌혈관이 좁아질 때마다 마비 증상이 나타나고, 증상이 나타나는 빈도가 잦아지다가 결국 사망에 이르는 경우가 대부분이다. 발병 원인을 모르니 치료법도 없다. 증상을 덜어주는 유일한 길은, 내외경동맥을 두개골 안으로 넣어서 뇌에 혈류 공급이 되도록 수술을 하는 것이다. 물론 이것도 임시방편의 처치다.

은지 부모는 불치병에 걸린 자식을 살리기 위해 절박한 마음으로 치료법을 찾았다. 지방에서 올라와 서울의 큰 대학 병원에서 수술 예약을 잡기도 했다. 하지만 막상 수술을 하려니 마음이 불안했다. 어린아이에게 뇌수술이 얼마나 위험한지는 의학적 지식이 없다고 해도 알 수 있었다.

불안했던 은지 부모는 수술 전에 더 자세한 것을 알아보기 위해 모야모야병 수술 관련 세미나에 참석했다. 그 세미나에서 그들은 수술이 성공해도 후유증으로 두통, 현기증에 시달리는 경우가 많다는 것을 알게 되었다. 완치도 아닌 임시방편의 증상 완화법으로 하기에는 수술 자체의 위험성과 부작용 가능성이 크다고 판단했고 결국 수술을 미루었다.

그 후 현대의학 외로 눈을 돌려 백방으로 치유법을 찾았고, 뇌질환 치료를 잘한다는 소문을 듣고 나를 찾아왔다. 은지를 처음 만났을 때, 아이는 오른쪽 팔과 다리가 마비되어 제대로 걷지도 못하는 상태였다. 나도 모야모야병 환자를 진료하는 경우는 처음이었다. 솔직히 치료를 장담할 수 없었다. 그런 내 심정을 부모에게 그대로 전했다.

그들은 그 어디에서도 희망을 찾을 수 없다며 눈물을 보였다.

실낱같은 가능성이라도 있다면, 조금이라도 병을 더디게 진행시킬 수 있다면 치료해달라고 애원했다. 의학이 규정한 불치 환자도 나을 수 있다는 것을 보아온 나는, 최선을 다해보자는 각오로 치료를 시작했다.

'불치'는 해당 의학의 한계일 뿐

우선 은지의 몸 상태를 정밀하게 진단했다. 은지는 기혈氣血순환이 최악의 상태였다. 생명의 근원이라고 할 수 있는 원기가 바닥이니, 모든 생리 작용이 비정상일 수밖에 없었다. 혈액순환이 제대로 되지 않아 몸 곳곳에 어혈정체된 나쁜 혈액도 쌓여 있었다. 한방으로 보자면, 그 최악의 순환 부진이 몸 전반의 균형을 깨고 발병을 부추긴 셈이다.

어린 은지의 기혈순환 장애가 선천적인 것인지, 아니면 후천적인 어떤 문제로 생긴 것인지는 정확히 알 수 없었지만, 우선 원기를 북돋우면서 혈액순환이 원활하도록 만드는 것이 치료의 과제였다. 신진대사의 기본부터 바로잡으면 뇌의 순환 기능 또한 더불어 개선될 수 있기 때문이다. 나는 정성껏 약을 짓고 침 치료를 병행하면서 은지를 치료해갔다.

은지가 조금씩 호전 기미를 보이기 시작한 것은 치료한 지 3개월에 접어들 때였다. 처음 병원에 왔을 때는 오른팔과 다리가 마비되어 걷지 못하는 상태였다. 뇌혈관이 자주 수축되었고, 한번 수축되면 평균 1시간 이상 마비 상태가 지속되었다.

하지만 치료를 해나가면서 뇌혈관의 수축 빈도와 시간은 차츰 줄어들기 시작했다. 수축되더라도 10분 내로 다시 풀리곤 했다. 심한 두통과 현기증, 어눌한 말투 등도 점차 개선되었다. 뇌혈관이 정상으로 회복되고 있다는 증거였다.

치료를 시작하고 4개월 후부터는 증상을 거의 보이지 않았고, 여느 아이들처럼 건강하게 학교생활을 했다. 아이가 건강을 되찾으면서 은지 부모는 '온 가족이 새로운 삶을 얻었다'며 기쁨과 감사의 눈물을 보였다.

모야모야병을 앓는 아이들은 뇌 기능이 떨어지다 보니, 제대로 학습을 하지 못해서 지적 능력이 떨어지는 경우가 대부분이다. 하지만 정상적인 몸의 기능을 회복한 은지는 보통 아이들처럼 공부를 할 수 있게 되었다. 얼마 전에는 성적도 최상위권으로 오르게 되었다며, 그 부모가 반가운 소식을 전해주었다. 모야모야병 환우들에게 나을 수 있다는 희망을 전하기 위해 환우회에도 딸아이의 쾌유 소식을 널리 전했다고 한다.

우리는 의학의 최첨단 시대에 살고 있다. 그럼에도 수많은 희귀병과 불치병이 존재한다. 이런 희귀병들은 대부분 원인을 알 수 없다고, '불치'라서 나을 수 없다고, 병세가 차츰 악화되어 결국 죽음에 이른다고 의학 교과서는 정의하고 있다. 모야모야병처럼!

하지만 '희귀성 불치병' 환자였던 은지는 다시 건강을 되찾았다. 커서 자신처럼 아픈 아이들을 치료해주는 소아과 의사가 되는 꿈을 키우며 건강하게 자라고 있다.

　불치병은 현 의학의 생각이고 수준일 뿐이다. 의학의 한계는 세상의 한계가 아니다. 의학의 울타리를 넘어서는 수많은 치유가 존재한다.

불치병도 낫는 이유

◆
◆

　의학의 한계와 달리, 우리에게는 불치병마저도 치유할 수 있는 의사가 있다. 바로 자연치유력이다. 우리는 누구나 스스로를 보호하고 병을 치료하는 능력인 자연치유력, 즉 면역력을 선천적으로 갖추고 있다. 별달리 치료를 하지 않아도 상처가 아물고 감기가 낫는 것은 인체에 면역력이 있기 때문이다.

　우리 몸은 세포부터 피부, 골격에 이르기까지 인체의 구성 요소를 대부분 끊임없이 재생한다. 간은 80%가 손상되어도 8주 정도면 원상태로 회복된다. 면역계인 과립구는 3일, 혈액의 주요 성분인 적혈구는 120일이면 새로운 것으로 교체된다. 18개월이면 인체 구성 요소의 98%가 새롭게 교체된다. 과학이 입증했듯이 우리 몸의 세포와 조직은 쉼 없이 새로 태어난다.

나이가 일흔이 되고 여든이 되어도 머리카락은 계속 자라고, 몸에 난 작은 상처는 스스로 아물고 새살이 난다. 노화된 몸은 젊었을 때와 비교해 재생력이 약할 뿐이지, 생명력이 있는 한 재생력과 자연치유력은 존재한다.

현대의학의 아버지라 불리는 히포크라테스는 '진정한 의사는 내 몸 안에 있다. 몸 안의 의사가 고치지 못하는 병은 어떤 명의도 고칠 수 없다', '의술이란 자연치유 기술을 흉내 내는 기술이다'라는 말을 남기며 자연치유력의 중요성을 강조했다. 의학적 치료법은 인체의 면역력을 보조하는 작용에 지나지 않는다는 말이다.

한의학에서도 자연치유력을 강조한다. 한방에서 건강을 지키는 원리로 '정기내존 사불가간正氣乃存, 邪不可干'이라는 말이 있다. 정기가 충만하면 병을 일으키는 사기가 감히 침범하지 못하고, 혹 침범하더라도 쉽게 회복된다는 말이다. '정기'는 곧 '자연치유력'을 의미한다. 평소 정기를 잘 기르는 것이 으뜸 건강법이라고 한의학은 강조한다.

우리 몸의 자연치유력은 쉼 없이 활동한다. 감기 바이러스가 침입하면, 인체는 열에 약한 바이러스를 무력화시키기 위해 열을 내고 백혈구의 활동을 강화시킨다. 해로운 음식이 체내로 들어오면, 구토나 설사를 일으켜 해로운 성분을 빨리 몸 밖으로 내보낸다. 상처가 나면 빠르게 혈액을 응고시켜 과다 출혈을 막고, 유해 세균을 죽이는 백혈구의 활동과 피부 세포의 재생 활동을 강화시킨다. 고도로 조직화된 지능을 가진 인체는 신속하고 정교하게 스스로를 치유해간다.

『의사는 수술받지 않는다』의 저자인 정형외과 전문의 김현정은, 나이가 들면 흔히 나타나는 퇴행성 관절염의 자연치유 작용을 이렇게 설명한다.

"무릎이 붓고 열이 나고 아픈 것은 모두 우리 몸의 '자기방어기제'이며, 스스로를 고쳐나가는 '자정 작용'이다. 연골이 벗겨져 나간 자리에는 시간이 지나면서 주위의 섬유조직이 자라 들어와 메우기도 하고, 연골 하골에 미네랄이 모이면서 단단하게 변해 연골 역할을 대신해 나가도록 적응하게 된다. 그러면 엑스레이에서는 헉 소리 나게 심한 퇴행성 관절염을 보이더라도, 실제 환자는 별로 아프지도 않고 별다른 증세도 없는 단계에 이른다. 자연은 우리가 다 살아가도록 방법을 마련해놓았다."

살아 있는 생명체인 우리 몸은 병들고 고장 나고 퇴화되지만, 또 계속 치유하고 적응하면서 살아간다는 말이다. 이것은 첨단 인공 관절, 인공 치아, 인공 혈관, 인공 디스크가 결코 흉내 낼 수 없는 부분이므로, 이들 인공 장치 대신 고장이 나더라도 자신의 몸을 보존하며 살라고 강조한다.

스스로를 치유하는 몸

우리 몸의 면역 기능의 중심인 백혈구에는 임파구, 과립구, 대식

세포 등 다양한 면역체가 있다. 이들 면역체는 체내에 침입한 병원균과 바이러스뿐 아니라 암세포를 제거하는 역할을 한다. 특히 T임파구와 B임파구는 무서운 바이러스와 병원균을 공격해 무력화시키고, 임파구의 일종인 NK세포Natural Killer Cell, 자연살해세포는 암세포와 바이러스에 감염된 세포를 제거하는 탁월한 의사다.

인류가 오랜 세월 동안 천문학적인 수치의 연구비를 들이고도 완전한 치료법을 찾지 못한 병이 바로 '암'과 '바이러스 질환'이다. 암은 현대인의 사망 원인 1위이며, 신종플루 같은 바이러스 질환은 공포의 전염병으로 인류를 위협하고 있다.

하지만 그 무서운 암세포와 바이러스도 척척 해치울 만큼 막강한 힘을 가진 것이, 바로 우리의 면역계다. 오하이오 대학의 면역학자 로널드 글레이저Ronald Glaser 교수의 연구 결과를 보면 그런 사실을 명확하게 알 수 있다.

글레이저 교수는 신장이식수술을 받은 한 환자를 통해, 중증 환자라고 해도 며칠 만에 암세포를 모두 파괴할 만큼 강력한 면역력이 있다는 사실을 밝혀냈다.

일반적으로 다른 사람의 기관을 이식한 환자는 거부 반응을 막기 위해 면역억제제를 투여한다. 글레이저 교수의 환자 역시 신장이식수술 후에 면역억제제를 투여했다. 그러자 이전에 없던 암세포가 자라기 시작했고, 급속도로 온몸에 퍼져갔다.

생존을 위협받는 상황에서 의료진은 어쩔 수 없이 이식한 신장을 다시 떼어냈고, 면역억제제를 투여하지 않았다. 그러자 그 환자의 면역 기능은 정상으로 회복되었고, 며칠 만에 암세포는 모두 사라졌다고 한다. 신장투석 치료를 하는 환자조차도 며칠 만에 많은 암세포를 없앨 만큼 강력한 면역력이 있다는 말이다.

이렇듯 우리 모두는 무적의 의사인 자연치유력을 가지고 태어난다. 이 치유력은 인류가 15억 년간의 진화 과정을 거치며 가장 효율적으로 병을 치유하도록 강화되어온 것이다.

무적의 치유력이 있는데도 병이 생기는 것은 면역력을 무력화시키는 생활을 하기 때문이다. 불규칙한 생활, 심리적 스트레스, 유해 식품 및 잘못된 식습관, 유해 화학물질, 수면 부족, 운동 부족, 산소 부족, 일광의 과부족, 저온 자극, 약의 오남용 등 다양한 이유로 우리 몸의 치유력은 약화된다.

잘못된 생활양식이 면역력을 저하시키면서 다양한 병을 일으킨다. 즉 발병의 원인이 된다는 말이다. 암, 중풍, 심장병, 고혈압, 당뇨병, 알레르기 질환, 위장병 등 오늘날 문제가 되고 있는 대부분의 만성병이 생활 습관병이다. 병을 부추긴 그릇된 생활 습관을 바로잡는 것이 자연치유 작용을 원활하도록 돕는 근원적인 치유법인 것이다.

우리 몸의 면역력은 질병 치유에서 가장 중요한 힘이다. 감기부터 암까지 모든 병의 최고의 치료법은 자연치유 작용을 최대로 발휘시키는 것이다. 면역력이 강하면 설령 병에 걸려도 쉽게 이겨낼 수 있다.

우리가 밖에서 애타게 찾는 의사는 실은 내 안에 있다. 완전한 건강을 책임질 최고의 '명의' 말이다. 내 안에는 어떤 병도 이겨낼 무한한 치유력이 있다는 의학적 사실을 깨달을 때, 바로 그때부터 진정한 치유는 시작된다.

기적적으로 치유한 환자들의 공통점

우리가 타고나는 무한한 치유력은 죽음 앞에서 기적적인 치유를 낳기도 한다. 의학의 역사에는 수많은 기적의 치유담이 존재한다. 병원의 예상을 깨고 극적으로 살아난 이들을 통해 기적적인 치유의 비밀을 풀기 위하여 그동안 여러 학자들이 연구를 해왔다. 미국의 저명한 임상 심리학자 엘머 그린Elmer Green 박사도 그들 가운데 한 사람이다.

그린 박사는 전 세계적으로 암이 자연치유된 400여 명의 환자들의 사례를 찾아 그들이 살아난 이유를 연구했다. 현대인의 목을 죄고 있는 무서운 암을, 그것도 별달리 의학의 힘을 빌리지 않고 자연적으로 나았다는 것은 놀라운 일이 아닐 수 없었기 때문이다.

연구 결과 어떤 이는 인삼 엑기스를, 어떤 이는 포도즙을 열심히 먹어 나았다. 심지어 빵 4,000개를 먹으면 낫는다고 믿고 실천해 실제로 나은 사람도 있었다.

또한 고산지대에 살면 암이 치료된다고 믿고 따라서 나은 사람도 있고, 종교에 의지해 자연치유된 사람도 있었다. 너무나 다양한 방법이라 공통점을 찾기가 힘들었다. 그린 박사는 오랜 연구 끝에 이런 결론을 내렸다.

"가장 중요한 것은 어떠한 방법을 쓰느냐가 아니라, 환자의 마음에 나을 수 있다는 믿음이 얼마나 강하느냐이다. 의학의 도움 없이 암을 자연치유한 기적의 환자들은 자신이 살아날 수 있다는 확고한 믿음을 가진 사람들이었다."

반드시 낫는다는 '믿음'이 그들에게서 발견한 공통분모라는 말이다. 설령 병원에서 '불치' 혹은 '죽음'을 선고했어도 낫는다는 믿음이 있으면, 자신의 병과 삶을 긍정적으로 보게 된다. 긍정적인 생각은 심신의 긴장을 이완하고, 치유를 촉진하는 생리 작용을 일으킨다.

우리가 어떤 생각을 하면 '대뇌변연계'에서 생각과 감정을 기록하고, 대뇌의 '시상하부'를 자극한다. 시상하부에서는 그 감정과 관련된 신경전달물질과 호르몬이 분비되어 다시 '뇌하수체'를 자극한다. 뇌의 분비샘인 뇌하수체에서는 다양한 호르몬이 분비되어 온몸으로 메시지를 전달한다. 전신의 내분비계를 조절하는 뇌하수체는 온몸의 호르몬 분비에 관여해 몸 전체에 영향을 미친다.

어떤 생각을 하느냐에 따라 분비되는 신경전달물질과 호르몬이 달라지고, 이 화학 메신저들은 혈액을 타고 불과 몇 초 만에 온몸으로 전해진다. 그리고 세포의 특정 수용체와 결합해 유전자의 단백질 합성에 관여한다. 어떤 단백질이 활성화되느냐에 따라 몸의 기능이 변한다. 이것이 바로 생각이 몸의 실제가 되는 과정이다.

'감정은 화학적 메시지로 전환되어 번개처럼 몸 전반을 변화시킨다'는 것을 밝힌 세계적인 생리학자 캔더스 퍼트Candace Pert 박사는 "우리의 치유 메커니즘은 감정에 의해 지배된다"고 말한다.

마음과 몸의 면역계를 연구한 심리신경면역학이 발달하면서, 마음 상태에 따른 면역계의 변화를 보다 구체적으로 이해할 수 있게 되었다.

우리가 믿음, 희망, 기쁨, 사랑, 감사, 용서 등 긍정적인 마음 상태일 때는 체내에서 도파민, 엔도르핀, 엔케팔린, 세로토닌, 옥시토신 같은 신경전달물질과 호르몬이 만들어져 온몸에 전해지고 면역계의 중심인 백혈구를 강화하는 생리 변화를 일으켜 치유 작용을 촉진한다. 백혈구 가운데 특히 병원균과 바이러스를 없애는 T임파구와 B임파구, 암세포와 바이러스에 감염된 세포를 없애는 NK세포 등을 강화한다.

뿐만 아니라 긍정적인 감정은 면역세포를 활성화하는 인터페론의 생성을 촉진시킨다. 어떤 절망적인 상황에서도 낫는다는 확고한 믿음이 있으면, 그 확신만으로도 치유를 유도한다는 말이다.

가짜 약과 가짜 수술로 치유한 사람들

믿음의 치유력은 이미 의학계에서도 인정한 것이다. 프랑스의 약사인 에밀 쿠에Emile Coue는 팔던 약이 떨어졌는데, 약을 달라며 호소하는 이들 때문에 어쩔 수 없이 유효성분이 없는 약을 주었다. 그런데 가짜 약을 먹은 이들이 효과가 있다며 계속 찾는 것을 보고 '플라세보 효과placebo effect, 위약 효과'라는 이론을 만들었다. 플라세보는 병에 아무런 효과가 없는 것이라고 해도 낫는 약이라는 믿음을 심어주면 실제로 병이 낫는 현상을 말한다.

플라세보 효과를 증명한 임상 연구는 많다. 플라세보 연구의 대가인 신경과학자 파브리치오 베네데티Fabrizio Benedetti 박사는 청년들을 대상으로 팔을 압박해서 통증을 일으킨 후 약을 투여해 반응을 보는 실험을 했다. 팔을 압박한 후 진통 효과가 있는 모르핀을 주사하자, 청년들은 통증을 느끼지 못했다.

그런 다음, 청년들에게 모르핀을 주사한다고 말한 후 식염수를 주사했다. 진통 효과가 없는 식염수를 주사했지만 청년들은 압박 속에서도 통증을 느끼지 못했다. 모르핀을 맞는다는 사람들의 기대심리로 인해, 실제 체내에서 천연 모르핀인 '엔도르핀'과 '엔케팔린'이 분비되어 통증을 느끼지 못한 것이다. 사람들의 믿음이 실제 체내 화학물질을 바꾸는 생물학적 효과를 낸다는 사실을 증명한 연구 결과다.

플라세보 효과는 약뿐만 아니라 수술에서도 나타난다. 미국 휴스턴시 베일러 의대 연구팀은 관절염 환자에게 '가짜 수술'을 한 후 결과를 보는 독특한 실험을 했다. 실험 대상이 된 이들은 무릎관절 퇴행이 일어난 노년층의 환자들이었다. 관절이 노화되면 염증과 통증이 생기고 걷기가 불편해진다. 이럴 경우 퇴행성 연골조직을 정리하고 염증을 씻어내는 '무릎관절경수술'을 한다.

베일러 의대 연구팀은 180명의 노년층 관절염 환자를 나누어, 관절경을 이용해 괴사조직을 제거하거나 염증을 세척하는 진짜 수술과 가짜 수술을 각각 실시했다. 가짜 수술이지만 진짜 수술과 같은 준비와 절차를 거쳐 이루어졌다. 이를테면 소독, 수술 시의 상처, 세척액이 무릎에 들어가는 소리, 수술 후 처치 등을 통해 진짜 수술을 받은 것처럼 믿게 만들었다.

수술을 마친 이들의 삶을 2년간 추적한 결과, 관절경수술을 한 그룹은 수술 전보다 통증이 줄고 무릎 기능이 나아져 보다 건강하게 생활하고 있었다. 그런데 놀랍게도 가짜 수술을 받은 환자들 역시 동일한 효과를 보였다.

가짜 수술을 받고도 무릎이 건강해져서 손자와 함께 농구를 하는 노인의 모습이 텔레비전 뉴스를 통해 방송되기도 했다. 수년 동안 관절염으로 통증과 보행 장애를 겪어온 환자가 가짜 수술을 받고 농구를 할 만큼 무릎이 좋아졌던 것이다.

이 가짜 수술 이야기는, 플라세보 효과가 약이나 수술 등 모든 의학적 치료법에 적용되어 나타난다는 것을 말해준다. 치료가 되는 처치를 했기 때문에 나을 것이라는 환자의 믿음, 즉 긍정적인 마음이 일으키는 치유 작용이 곧 플라세보다.

어떤 절망적인 상황에 있는 환자라고 해도, 자신은 반드시 낫는다는 믿음이 있으면 치유를 촉진하는 생리 작용이 일어나고 스스로 치유력을 무한대로 끌어낸다. 이것이 바로 모든 환자가 '반드시 낫는다'는 믿음을 가져야 하는 의학적 이유다.

죽는다는 생각만으로도 죽는 '노세보' 효과

플라세보의 반대 개념으로 '노세보'가 있다. 노세보Nocebo는 부정적인 생각 때문에 실제로 그 부정적인 일이 일어나는 현상을 말한다. 1969년 〈심신의학Psychosomatic Medicine〉지에 발표된 한 의학보고를 보면, 단지 생각만으로도 병을 일으킨다는 것을 알 수 있다.

40명의 천식 환자들을 대상으로 한 이 연구에서는 수증기플라세보를 담은 흡입기를 주고 그 안에 기도를 막아 천식을 일으키는 물질알레르겐이 있다고 설명한 후 흡입하게 했다. 그 결과 19명이 실제 기관지가 수축되었고, 12명은 엄청난 천식 발작을 일으켰다.

두 번째 실험에서는 같은 수증기플라세보를 담은 흡입기를 주고, 이번엔 천식을 가라앉히는 약 성분이 들어 있다고 설명했다. 그러자 실제 환자들의 천식 증상이 호전되는 것으로 나타났다. 두 차례에 걸쳐 그들이 흡입한 것은 단지 수증기였다. 하지만 생각의 차이로 완전히 다른 몸의 반응을 보였던 것이다.

이 실험에서 특히 눈길을 끈 환자가 있었다. 그는 꽃가루 알레르기와 천식을 동시에 가진 환자였다. 흡입기 안에 꽃가루가 들어 있다는 설명을 들은 후에는 실제 알레르기 증상을 보였고, 천식을 일으키는 물질이 들어 있다는 설명을 들은 후에는 천식 증상을 보였다. 꽃가루와 천식 알레르겐이 모두 들어 있다는 말을 들은 후에는 두 증상을 동시에 보였다. 완전히 '말하는 대로, 생각하는 대로' 증상이 나타난 셈이다.

이렇듯 우리의 생각은 발병에 직접적인 영향을 미친다. 극단적인 경우, 단지 생각만으로도 실제 죽음에 이를 수 있다. 1930년대 인도에서 있었던 한 놀라운 의학 실험을 보자. 사형선고를 받은 사형수에게 일반적인 교수형이 아닌 출혈로 사망에 이르게 하는 실험이었다. 연구를 담당한 의사는 우선 건강한 남자 사형수에게 혈액을 빼는 방법으로 고통스럽지 않게 사망할 거라고 설명한 후, 그를 침대에 눕혀 몸을 묶고 눈을 가렸다.

그런 다음 손과 발을 조금 베어서 혈액이 흘러 아래 통으로 떨어지는 소리를 들을 수 있게 했다. 그러나 실제는 출혈이 되지 않을 정도로 피부에 자극만 주었고, 물방울이 떨어지는 소리를 들려주어 체내에서 혈액이 계속 빠져나가는 분위기를 연출했다.

사형수는 호흡이 거칠어지고 괴로워하다가 곧 온몸에 힘이 빠지는 듯했다. 의사는 낮은 목소리로 노래를 부르기 시작했고, 시간이 지날수록 노랫소리를 점점 줄여 나갔다. 물이 통으로 다 떨어지자 의사는 노래를 멈추었다. 방 안에는 완벽한 정적만이 흘렀다.

잠시 후 의사는 사형수에게 다가가 그의 상태를 살폈다. 그런데 놀랍게도 그는 진짜 죽어 있었다. 피는 한 방울도 흘리지 않았는데 말이다. 그 건강한 사형수는 자신이 죽는다는 생각만으로 실제 생리 작용을 멈춘 것이다. 마음의 엄청난 힘을 보여주는 사례다.

죽는다는 생각에 갇혀 실제 죽음에 이른 또 한 사람의 실화를 보자. 샘 슈먼이라는 미국인이 있었다. 그는 어느 날 갑자기 전이된 간암 말기라는 진단을 받았다. 건강하게 살아온 그에게 의사는 얼마 살지 못할 거라고 했고, 그는 절망한 채 죽는다는 생각 속에서 살았다. 그리고 그 예상대로 몇 주 후에 세상을 떠났다.

그런데 그의 시신을 부검한 의사들은 깜짝 놀랐다. 병원의 진단이 잘못되었던 것이다. 시신을 부검한 결과 말기 암이 아니라 작은 종양이 있었고, 다른 조직으로도 전혀 전이되지 않은 상태였다. 병원 진단을 받고 몇 주 만에 사망했다는 사실이 믿기지 않을 정도였다. 반더빌트 대학 클리프턴 미도르Clifton Meador 교수는 그의 죽음에 대해 이렇게 말한다.

"슈먼은 암으로 죽은 것이 아니라, 암으로 죽을 것이라는 믿음 때문에 사망했다. 나쁜 생각은 나쁜 생리 작용을 촉진한다. 모두에게 곧 죽을 사람으로 취급당하면, 삶의 모든 것이 죽음을 중심으로 돌아간다."

오진을 그대로 믿은 그가 결국 스스로 죽음을 재촉한 것이다. 이런 극단적인 예가 아니라도 중병 진단을 받고 병세가 급격히 악화되거나, 부정적인 생각에 빠져 병을 부추기는 경우는 흔히 볼 수 있다. 부정적인 마음이 일으키는 '노세보' 작용인 것이다.

우리가 두려움, 절망, 분노 등 부정적인 생각을 하면 체내에서 노르아드레날린, 아드레날린, 글루코코르티코이드(일명 코르티솔) 같은 스트레스호르몬과 신경전달물질이 분비되어 바로 온몸으로 전해져 온갖 스트레스 현상을 일으킨다. 심장 박동이 빨라지고, 혈압이 오르고, 위장 기능이 저하되고, 콜레스테롤 수치가 오르고, 체내 에너지가 고갈되어 결국 면역 기능을 약화시킨다.

'원인 불명', '난치', '불치'라는 진단에 휘둘려 서둘러 절망하고 부정적인 감정을 이어간다면 스스로 병을 빠르게 키우는 셈이다.

'질병'이 아닌 '치유'에 집중하라

결국 병 자체보다 문제가 되는 것이, 자신의 시각과 생각이라는 말이다. 내가 무엇을 보고 집중하고 생각하느냐가 치유를 좌우한다. 최근 뇌과학자들의 연구에서도 무엇을 보고 듣느냐가 관련 뇌를 자극해 몸을 변화시킨다는 것이 밝혀졌다.

2006년 영국의 웨일즈 대학교 연구팀은 유명한 축구선수의 사진을 보는 것만으로도 관련 근육을 관장하는 뇌의 영역이 활성화된다는 연구 결과를 발표했다. 단지 보는 것만으로도 축구 기술을 올릴 수 있다는 말이다.

우리에겐 보는 것만으로도 자극받는 뇌의 뉴런(신경세포)인 '거울뉴런 mirror neurons'이 있다. 거울뉴런은 우리가 무언가를 볼 때, 새로운 것을 배우도록 도와준다. 파르마 대학 신경과학자들의 연구에 따르면, 기타를 한 번도 연주해본 적이 없는 사람들에게 다른 사람의 기타 연주를 지켜보게 하자 실제 자신이 기타를 연주하는 것처럼 그들의 거울뉴런이 활성화되는 뇌스캔 결과를 얻었다고 한다. 직접적인 기타 훈련의 효과가 있다는 말이다.

또 이 연구팀의 최근 연구에서는 손동작을 한다는 말을 들었을 때 자신의 손동작을 관장하는 뇌의 영역이 활성화되어 실제 움직이는 효과가 있는 것으로 나타났다. 단지 듣기만 해도 실제 동작의 효과를 낸다는 말이다.

무엇을 보고 듣느냐가 몸에 영향을 미친다는 것은 실제 임상 결과로도 확인할 수 있다. 세계적인 뇌졸중 치유센터인 독일의 슐레스비히홀슈타인 대학 병원 연구팀은 4주간 뇌졸중 환자 8명을 대상으로 건강한 사람들의 행동을 보게 했다. 자유롭게 움직이며 차를 마시고 간식을 먹는 등 건강한 사람들의 평범한 일상을 지켜보게 한 것이다. 그런데 그 결과는 놀라웠다.

4주 후 건강한 사람들의 행동을 지켜본 환자들은 그렇지 않은 환자들에 비해 증상이 훨씬 호전되어 더 잘 움직이는 것으로 나타났다. 실제 MRI 뇌스캔 결과, 그 환자들의 손상된 뇌가 재생되고 있는 것으로 나타났다. 단지 건강한 모습을 보는 것만으로도 치유의 효과를 낸 것이다.

내가 보고, 듣고, 말하고, 생각하고, 믿는 모든 것이 치유력과 직결된다. 내가 무엇에 집중하느냐가 치유를 좌우한다면, '건강'과 '행복'에 주목하는 삶을 사는 것이 으뜸 치유법이라는 결론이 나온다.

병원에서 불치병이라고 해도 '반드시 낫는다'고 믿을 것인가,

'나을 수 없다'고 믿을 것인가? 치유할 희망을 볼 것인가, 질병의 고통만을 볼 것인가? 기적적으로 치유한 이들에 주목할 것인가, 병으로 죽은 이들에 주목할 것인가? 현재 자신이 누리는 것에 집중할 것인가, 병으로 잃은 것에 집중할 것인가? 그 생각의 차이가 현실의 차이를 만들어낸다.

기적을 일으키는 약. 그 마법의 약은 바로 우리 모두의 '마음'에 있다.

병은 소중한 삶의 리셋버튼

하버드 의대를 나온 엘리트 의사이면서도 건강을 잃고 고통받던 두 의사가 있었다. 아픔을 온몸으로 겪던 그들은 그 고통 속에서 비로소 진정한 치유에 대한 깨달음을 얻었다. 그리고 그 '완전한 건강의 비밀'을 세상에 전하게 되었다.

세계적인 심신의학자 디팩 초프라 Deepak Chopra 박사가 그 가운데 한 사람이다. 인도 뉴델리에서 태어난 그는 하버드 의대를 졸업한 후, 보스턴 의대에서 학생들을 가르치고 환자들을 진료하면서 탄탄한 성공의 길을 걸었다. 그러나 외면적인 성공에도 불구하고 불행했다. 의사이면서도 하루에 시가를 한 갑씩 피우고 폭음을 일삼는 동안 심신의 건강은 나날이 악화되어 갔다. '나는 환자들에게 할 수 있는 모든 일을 하고 있는가?'라는 윤리적인 문제에 시달리기도 했다.

그렇게 방황하던 그가 자신의 삶을 돌아보고 마음의 힘을 자각하면서 새롭게 다시 태어났다. 인간의 마음은 모든 실재를 변화시키고 창조하는 무한한 힘이 있다는 걸 깨달은 것이다. 초프라 박사는 완전한 건강의 비밀을 이렇게 설명한다.

"모든 질병의 치유와 완전한 건강, 나아가 창조적인 삶은 온전히 당신의 마음에 달려 있다. 현재 자신의 건강 상태가 어떻든 그것은 전혀 문제될 게 없다. 중요한 것은 진정한 건강을 누리겠다는 새로운 마음을 갖는 일이다. 완전한 치유와 건강은 누구든 충분히 성취할 수 있는 것이기 때문이다."

그는 불치병이라는 편견에 갇힌 이들에게, 스스로를 약하다고 생각하는 이들에게, 나이가 들면 병드는 게 당연하다고 여기는 이들에게, 그런 생각이 바로 현실을 만든다고 강조한다. 아픔 속에서 비로소 삶의 진정한 답을 찾은 초프라 박사는 현재 세계의 심신의학을 이끄는 대표적인 의학자로 왕성하게 활동하고 있다.

병과 싸우지 말고 마음의 평화 찾기

수많은 병으로 고통받다가 치유의 진리를 깨닫고 새롭게 태어난 또 한 의사의 이야기를 보자. 저명한 심신의학자인 조안 보리센코Joan Borysenko 박사이다.

그녀 역시 젊은 시절 하버드 의대를 졸업한 엘리트 의사였지만 정작 자신은 많은 병을 앓고 있었다. 고혈압, 심장부정맥, 편두통, 위경련, 폐렴, 공황장애, 면역기능장애 등 온갖 질병에 시달리며 절망과 고통 속에서 살았다.

하버드 의대의 쟁쟁한 인맥과 의술을 총동원해 치료를 받았지만, 전혀 나아지지 않았고 병세는 더욱 악화되어만 갔다. 죽음의 문턱에서 비로소 자신의 마음을 들여다보게 되었고, 어린 시절에 겪은 마음의 상처와 끝없는 경쟁심이 병을 일으켰다는 것을 깨달았다.

이런 사실을 알게 된 그녀는 삶을 바꾸었다. 명상을 통해 심신을 고요하게 다스리는 법을 배우고, 삶의 부정적인 기억을 긍정적으로 보기 시작했다. 누군가에 대한 원망을 용서로 풀고, '성공' 지향을 '평화' 지향으로 바꾸어 삶을 완전히 변화시켰다.

그러자 그녀의 모든 병은 6개월도 되지 않아 모두 사라졌다. 기적이 일어난 것이다. 자신의 뼈아픈 경험을 계기로 그녀는 질병 치유에서 가장 중요한 것이 바로 '마음'이라는 사실을 깨달았다. 보리센코 박사는 수많은 병에 시달렸던 당시를 이렇게 회고한다.

"많은 진단과 처방이 있었지만, 그 어떤 의사도 '당신에게 요즘 무슨 일이 있나요?', '무엇 때문에 힘들지요?', '무슨 일을 하면 즐거운가요?', '인생의 의미는 어디에 있나요?', '성공은 무엇이라고 생각하세요?'와 같은 가장 중요한 질문을 하지 않았다. 그런 질문을 했더라면 아마 치유의 열쇠를 빨리 찾았을 것이다."

보리센코 박사는 의과대학 교과서에도 없는 질병의 근원적인 치유법을 스스로 찾아야 했고, 결국 마음에서 그 답을 얻으며 새로운 삶을 열었다. 그녀는 '진정한 치유를 위해서는 마음의 평화를 삶의 유일한 목표로 삼으라'고 강조한다.

질병의 고통 속에서, 불행한 삶 속에서 휘청거리던 두 의사를 구원한 것은 바로 마음의 약이었다.

삶이 평온할 수 있는 나만의 방법 찾기

초프라 박사와 보리센코 박사처럼 우리는 누구나 살면서 절망과 불안, 분노, 슬픔, 무력감 등을 경험한다. 그 어두운 감정이 계속되면서 몸의 병을 키운다. 그러나 다행스럽게도 그 마음을 바꾸면 다시 건강을 회복할 수 있다.

지금 내 마음은 어떤가? 누군가에 대한 분노, 세상에 대한 불만, 뭔가에 대한 두려움 등 부정적인 감정으로 차 있지 않은가? 병의 굴레를 벗고 싶다면 자신에게 이런 질문을 던지고 그 어두운 감정을 털어낼 길을 적극적으로 찾아야 한다.

생활 습관을 꼼꼼히 점검하며 발병 원인을 찾아도 제대로 알 수 없다면, 자신의 내면으로 눈을 돌려야 한다. 마음의 상처를 치유하고 내면의 고통에서 해방될 때, 비로소 몸의 병도 완전히 치유할 수 있다.

마음을 치유하고 삶의 평화를 찾는 길은 사람마다 다를 것이다.

끝없이 더 많은 것을 추구하는 성공주의에 빠져 심신이 괴롭다면, 현재의 삶에서 감사와 행복을 찾는 법을 배워야 한다. 인간관계의 갈등으로 고통을 겪는다면, 용서를 통해 분노를 풀고 평온해지는 법을 익혀야 한다. 남의 시선과 요구에 매여 자신의 감정을 계속 무시하고 산다면, 자신의 마음이 진정 원하는 삶을 살아야 한다. 나와 남에 대한 불만으로 삶이 불행하다면, 나와 남을 '있는 그대로' 사랑하는 법을 배워야 한다.

내 마음이 고통스러운 이유를 찾아 바로잡을 때 병이 치유될 수 있다는 사실을 깨달아야 한다.

병은 어두운 삶을 치유하는 귀한 약

초프라 박사와 보리센코 박사처럼 질병을 통해 우리는 삶을 돌아보게 된다. 질병이라는 고통이 병든 삶을 송두리째 치유할 수 있는 기회인 셈이다. 그래서 철학자 칼릴 지브란Kahlil Gibran은 '고통은 병든 자아를 고쳐주기 위해 처방된 쓰디쓴 약'이라고 말했다. 질병의 고통이 병든 자아와 인생을 바로잡게 이끄는 특별한 약이라는 말이다.

캘리포니아 의대 딘 오니시Dean Ornish 교수는 질병은 '삶의 메시지를 전하는 전령'이라고 했으며, 심신의학자 버니 시겔Bernie S. Siegel 박사는 '신의 리셋버튼'이라고 했다. 자신의 삶을 돌아보라는 질병의 메시지를 깨닫고 병든 인생을 바로잡을 때, 원하는 삶으로 다시 태어날 수 있다는 말이다.

　지금 원인 불명 질환으로 고통받고 있는가? 아니면 불치 선고를 받고 좌절 속에 있는가? 그렇다고 해도 삶이 완전히 끝난 건 아니다. 바로 그때가 참된 삶을 시작할 수 있는 절호의 기회다. 죽음 같은 고통과 마주하는 순간, 삶에서 진짜 소중한 것을 볼 수 있게 되고, 무너져 내리는 삶을 일으켜 세울 답을 간절히 찾게 되고, 위기가 준 응집된 에너지로 삶을 기적적으로 바꿀 수 있게 된다. 혹독한 질병이 진정한 삶으로 다시 태어나게 하는 좋은 스승이자, 귀한 동력인 셈이다.

　지금 그대의 삶을 송두리째 흔들고 있는 병, 고통이라는 포장에 싸여 있지만 실은 '삶의 리셋버튼'인 그 병도 결코 예외가 아니다.

백태선 원장의 똑똑한 병원 이용 ④
완전한 치유를 위해 꼭 알아야 할 5가지

치료의 주체는 '환자' 자신이다

병을 치유하는 것은 '의사'가 아니라 바로 '환자' 자신이다. 의사는 단지 도와주는 역할을 할 뿐이다. 세상에는 병원에서 포기한 불치병을 기적적으로 치유한 환자가 무수히 많다. 이런 기적은 환자의 적극적인 의지와 노력이 만든 것이다. 환자의 주체성과 적극적인 의지는 치유력과도 연결된다.

존스홉킨스대학 의료팀은 "환자의 독립성, 낙천성, 신뢰감이 높을수록 치료가 빠르고, 환자의 몸은 의사의 신념보다 환자 자신의 신념에 더 직접적으로 반응한다"고 밝혔다. 펜실베이니아 대학 심리학 교수인 마틴 셀리그먼 Martin Seligman도 "자신의 힘으로 고통을 벗어날 수 있다는 신념이 발병과 치유에 직접적인 영향을 미친다"는 연구 결과를 발표했다. 환자의 적극성은 의료진에게도 더욱 신경을 쓰게 만드는 자극원이 된다. 환자와 가족이 치료의 중심에 서서 '내 병은 내가 고친다'는 적극적인 의지를 갖자.

치료의 주체인 환자와 보호자는 병을 치유하기 위해 적극적으로 공부해야 한다. 요즘은 일반인도 쉽게 공부할 수 있는 길이 얼마든지 있다. 쉬운 치유서와 건강서가 다양하게 출간되고 있고, 인터넷을 통해서도 많은 정보를 얻을 수 있다. 같은 병을 가진 환우회나 가족모임을 통해서도 실질적인 정보를 얻을 수 있다.

의료 정보를 접할 때는 너무 단편적으로 받아들이지 말고, 폭넓게 수용하며 적절한 정보를 선택하는 것이 중요하다. 어느 한 매체나 서적의 단편적인 정보만을 그대로 수용하는 것은 현명하지 못하다. 환자가 스스로 전문성을 쌓아 자신의 병에 대해 지식을 갖춘다면 병원의 치료 과정에서 현명하게 대처하고, 병을 부추기는 생활을 바로잡기 위해 적극적으로 노력하면서 완치의 길을 찾을 것이다.

'질병'보다 '질병 공포감'이 더 문제다

질병 자체보다 병에 대한 공포감이 병을 더 키울 수 있다. 우리의 생각과 감정은 인체 생화학 작용을 통해 몸 전반에 바로 영향을 미치기 때문이다. 두려움, 절망, 분노 등의 부정적인 생각은 아드레날린, 코르티솔 등의 호르몬과 신경전달물질을 분비해 바로 온몸으로 전하고 온갖 스트레스 현상을 일으킨다. 심장 박동이 빨라지고, 혈관이 수축되고, 혈압이 오르고, 체내 에너지를 고갈시켜 결국 면역 기능을 약화시킨다. 두려움이 일으키는 생리 작용으로 병세가 빠르게 악화된다는 말이다.

그래서 웃음요법의 창시자인 노먼 커즌스Norman Cousins는 "질병의 치료에서 환자를 공포와 불길한 예감으로부터 해방시키는 것만큼 중요한 일은 없다"고 했다. 병에 대한 두려움을 떨치는 것이, 바로 치유를 촉진하는 길이다.

자신의 생각과 감정이 치유력에 바로 영향을 미친다는 사실을 잊지 말자. 우리에겐 그 어떤 병도 이겨낼 치유력이 있다는 의학적 사실도 제대로 이해하자. 자신을 바로 이해하면 자연스럽게 두려움은 밀려날 것이다.

내 병의 원인을 적극적으로 찾자

완전한 치유를 위해서는 병을 일으킨 원인을 찾아 바로잡아야 한다. 그렇지 않으면 평생 병의 굴레를 벗을 수 없다. 과식하는 습관으로 위장병이 있다면 소식을 실천하고, 운동 부족으로 순환 기능이 저하되어 만성 통증이 있다면 운동을 하고, 우울한 마음으로 면역력이 떨어져 온갖 병에 시달린다면 명상이나 종교생활 등 마음의 평화를 얻는 근본적인 치유의 길을 찾아야 한다. 오늘날 문제가 되는 대부분의 만성병은 생활 습관병이므로, 병을 부추기는 생활 습관을 바로잡아야 완치가 가능하다.

발병 원인을 명확히 알 수 없는 병이라고 해도 환자의 생활 전반을 점검하면 원인을 찾을 수 있다. 증상의 변화를 기록하면서 그 원인을 찾는 '치유 일기'를 쓰면 큰 도움이 된다. 병세의 변화를 꼼꼼히 관찰하면서, 증상이 심해지거나 호전되는 날은 평소와 달랐던 점을 찾아 기록해보자. 치유 일기를 쓰다 보면 개별적이고 복합적인 요인이 맞물려 나타나는 난치병의 원인과 치유 방향을 잡을 수 있다. 적극적으로 자신의 생활을 점검해 발병 원인을 바로잡을 때 비로소 완전한 치유가 가능하다.

자연치유력을 키우는 생활이 곧 치료다

우리 몸은 스스로를 보호하고 병을 치료하는 능력인 면역력을 선천적으로 갖추고 있다. 별달리 치료를 하지 않아도 상처가 아물고 감기가 낫는 것은 모두 면역력이 있기 때문이다. 면역력은 질병 치유에서 가장 중요한 힘이다. 감기부터 암까지 모든 병의 최고의 치료법은 자연치유 작용을 최대로 발휘시키는 것이다.

최고의 의사인 면역력을 강화하기 위해서는 바른 생활양식이 중요하다. 면역력을 저하시켜 발병을 부추긴 잘못된 생활 습관을 바로잡는 동시에 면역력을 키우는 생활을 적극 실천해야 한다. 긍정적인 마음을 갖고, 수면을 충분히 취하고, 자신에게 맞는 운동을 찾아 꾸준히 하고, 안전하게 생산된 제철 자연식품을 과식하지 않고 먹고, 자연 친화적인 생활을 실천하고, 금연과 절주를 하고, 자연의 순리를 따르는 것이 모두 면역력을 높이는 길이다. 건강한 생활 습관을 통해 면역력이 강화되므로 환자 스스로 가정의사가 되어야 한다.

어두운 마음을 치유해야 병이 완치된다

완전한 치유를 위해 반드시 살펴야 할 것이 '마음'이다. 발병 원인을 찾으면서 한계에 부딪칠 때 집중적으로 점검해야 할 것도 자신의 내면이다.

우리의 마음 상태는 인체 생화학 작용을 통해 몸 전반에 바로 영향을 미친다. 긍정적인 마음은 면역력을 강화하고, 부정적인 마음은 면역력을 저하하는 생리 변화를 일으킨다. 아무리 좋은 치료를 받아도 마음이 지옥이라면 치유가 되지 않는 것이 바로 그 때문이다.

마음을 치유하고 긍정화하기 위해 적극적으로 노력하자. 마음을 긍정적으로 바꾸기 위해서는 우선 자신의 병은 치유된다는 믿음을 의식적으로 가져야 한다. 믿음은 두려움을 밀어내고, 심신의 긴장을 이완시키고, 면역력을 강화하는 생리 작용을 낳는다. 믿음의 치유력은 의학적으로도 증명된 이론으로, 병원 치료의 30% 이상이 환자의 낫는다는 믿음으로 인한 '플라세보 효과'라고 의학계는 보고 있다. 상상치유, 명상요법, 최면요법, 기도요법, 웃음요법 등 마음을 치유하고 긍정화하는 심신요법 가운데 자신에게 맞는 것을 찾아 실천해보자.

무엇보다 내 마음을 괴롭히는 심리적 원인을 찾아 바로잡아야 한다. 스스로를 괴롭혀온 분노를 용서로 풀고, 주변 사람들과 적극적으로 사랑을 나누고, 즐겁게 몰입할 수 있는 취미를 갖고, 종교생활로 영적인 위안을 얻고, 나와 남을 '있는 그대로' 사랑하는 등 마음의 평화와 기쁨을 찾는 일이 모두 병든 마음과 몸을 동시에 치유하는 길이다. 아픈 마음부터 치유하고, 긍정적인 마음의 힘을 키운다면 이겨내지 못할 병은 없을 것이다.

이송미 작가의 똑똑한 생활치유 ④
내 어머니의 기적적인 치유 비법

'왜 다시 암이 발병했을까?'

어머니는 의식주 전반에서 건강한 생활을 실천하는 피나는 노력으로 아토피와 중풍을 치유하셨지만 그 후 다시 암이 발병했다. 그때부터 나는 온통 이 생각뿐이었다. 그 이유를 알아야만 치료법을 찾을 수 있기 때문이다.

안전한 자연식품을 소식하고, 꾸준히 운동하고, 충분히 자고, 규칙적으로 생활하고, 공해 물질을 밀어내며 자연주의 생활을 실천하는 등 아토피와 중풍을 부추긴 원인을 바로잡으면서 어머니는 분명 건강을 되찾으셨다. 그런데 다시 암이 생긴 것은 또 다른 문제가 있다는 말이었다.

'도대체 이번엔 무엇이 문제란 말인가?'

나는 눈물을 삼키며 다시 답을 찾기 시작했다. 간절한 마음으로 암에 대해 공부하면서 비로소 치유에서 가장 중요한 것을 놓쳤다는 사실을 깨달았다. 바로 '마음'이다. 어머니는 계속 병이 이어지면서 조금씩 불안감과 우울감을 키우고 계셨다. '더 큰 병이 오면 어쩌지!', '나이가 드니 아프고 이제 죽을 일만 남았네!' 하는 부정적인 생각에 빠지신 것이다. 그 부정적인 감정이 몸의 면역계를 저하시키는 생리 작용을 부추겼고, 결국 다시 암으로 나타난 셈이다.

마음이 병세에 영향을 준다는 것은 아토피와 중풍을 치유하면서 이미 어느 정도 짐작했었다. 기분이 좋고 즐거운 일이 있을 때면 병세가 호전되었고, 그 반대일 때는 어김없이 악화되었다.

하지만 당시 나는 그 마음의 치유력을 막연하게 받아들이고 있었다. 중요한 건 알지만 치유법으로 쓰기에는 '비과학적'이고 '비효율적'이라고 여겼다. 아마도 대부분의 환자와 가족이 이렇게 생각할 것이다.

그 생각이 완전히 바뀐 것은 마음의 힘을 해부한 첨단 과학을 공부하면서부터다. 마음의 무한한 치유력을 알린 '심리신경면역학', 생각의 생리 작용을 알린 '뇌과학', 생각하면 이루어지는 이유를 알린 '양자물리학'에 이르기까지, 마음의 물리 작용을 밝힌 연구 결과를 접하면서 건강한 생활을 실천해도 마음이 편치 않다면 병을 키울 수밖에 없다는 것을 이해하게 되었다. 물리적 치료법이나 의식주 관리와는 비교할 수 없는 치유의 힘이 마음에 있다는 사실을 깨달은 것이다.

건강의 핵심 키워드가 바로 '마음'이라는 과학적 사실을 자각한 나는 마음치유를 시작했고, 비로소 진정한 치유의 길로 들어설 수 있었다.

치유를 보고 듣고 말하고 생각하다

내가 가장 먼저 한 일은 어머니가 가진 병에 대한 두려움과 우울을 밀어내는 것이었다. 그러기 위해서 '우리에게는 불치병도 이겨낼 치유력이 있다'는 것을 어머니가 이해하실 수 있도록 설명했다. 의학의 통념을 깨고 불치병을 이겨낸 수많은 사람들의 기적적인 치유담도 계속 전했다. 마치 TV 연속극의 내용을 시리즈로 전하기라도 하듯!

자신에게 어떤 병도 이겨낼 무한한 치유력이 있다는 과학적 사실을 진심으로 이해하게 되면, 질병의 공포감은 자연스럽게 밀려나게 된다. 질병보다 자신이 더 강하다는 것을 알기 때문에 더 이상 두려워할 필요가 없는 것이다. 자신의 위대한 치유력을 제대로 이해하면 이미 치유는 시작되는 셈이다.

우리 모두가 기적적인 치유의 존재라는 사실을 조금씩 깨달으신 어머니는 서서히 불안한 마음을 털어내고 치유에 대한 믿음을 갖게 되셨다.

어두운 생각을 떨치고 긍정적인 마음으로 이끄는 환경도 만들었다. '나는 건강하고 행복하다', '건강과 사랑이 충만한 삶에 감사합니다' 등 건강을 확신하는 문구도 크게 인쇄해서 집안 곳곳에 붙였다. 어머니는 그 글들을 보면서 매일 소리 내어 읽으셨다. 마치 마법사의 주문처럼 보고 읽으면서 스스로를 세뇌시키셨다.

'우리가 보고 듣고 말하고 생각하는 모든 것은 관련 뇌를 자극해 몸을 변화시킨다'는 건 뇌과학자들이 밝혀낸 사실이다. 이를테면 건강한 사람을 보고, 자신이 건강하다고 말하고, 건강이 좋아졌다는 말을 듣고, 건강한 모습을 생각하는 모든 것이 치유력을 높이는 약이 된다는 말이다. 마치 산모가 좋은 것만 보고 듣고 말하고 생각하는 것처럼, 어머니도 스스로를 태교하듯 치유해내신 셈이다. 그러면서 서서히 불안과 우울에서 벗어나셨다.

삶의 기쁨과 사랑에 집중하며

어머니가 즐겁게 몰입할 수 있는 '취미'도 찾았다. 삶의 즐거움을 강화하는 것이 곧 면역력을 높이는 길이기 때문이다. 마당이 있는 집으로 이사를 온 우리는 화초와 채소를 기르는 원예활동을 시작했다.

어머니는 식물을 기르는 재미에 푹 빠지시면서 즐겁고 활기차게 생활하게 되셨다. 기쁘면 행복호르몬이 분비되어 면역체를 강화하는 생리 작용을 빠르게 촉진한다. 내가 무엇을 하면 기쁘고 행복할 것인지를 찾아 적극 실천하는 것이, 바로 더없이 좋은 치료법이다.

삶의 기쁨뿐 아니라, 잠자던 '사랑'의 마음도 퍼 올렸다. 어머니가 병이 드신 후에야 비로소 당신이 내게 얼마나 소중한 분인지를 알았다. 어머니의 속을 태운 못난 자식이었다는 것도, '사랑한다'는 말조차 제대로 한 적이 없다는 것도 아프게 깨달았다. 삶에서 가장 귀한 것을 잊고 살았던 것이다. 어머니를 아낌없이 사랑하는 것이 어머니와 내 삶을 더불어 치유하는 길임을 뒤늦게 깨달으면서 그 사랑의 마음을 어머니에게 전하기 시작했다.

내 조카 녀석의 사랑도 어머니에게 좋은 약이 되었다. 어머니가 암 진단을 받을 무렵 태어난 조카는 항상 어머니를 웃게 만드는 존재다. 지극한 마음으로 어린 손자를 돌보시는 어머니를 볼 때면 사랑과 행복의 파장이 전해져온다.

조카네와 따로 살아서 대신 녀석의 사진을 방과 거실, 심지어 주방에까지 걸어놓고 언제 어디서나 보이도록 했다. 녀석이 서툰 글씨로 삐뚤삐뚤 쓴 '할머니 사랑해요'라는 글귀도 액자에 넣어 어머니 방에 걸어놓았다. 손자의 사진과 사랑의 메시지를 볼 때마다 어머니는 늘 미소를 지으셨다.

어머니의 컨디션이 좋지 않을 때면 올케의 핸드폰으로 전화해달라는 문자 메시지를 보냈다. 그러면 어린 조카가 어김없이 전화를 걸어서 "할머니 사랑해요"라며 재롱을 부렸다. 밤톨만 한 녀석의 사랑의 말을 들으신 어머니는 언제나 밝아지셨다. 어머니에게 손자는 부작용 없는 항암제다. 사랑이라는 세상에서 가장 좋은 재료로 만든 효과 만점의 약인 셈이다.

치유력을 극대화하는 상상치유

마음을 치유하기 위해 실천한 또 하나의 노력이 '상상치유' 훈련이다. 상상은 마음을 긍정화하는 고효율적인 도구이자 치유법이다. 상상을 통해 실제 긍정적인 감정과 치유력을 높이는 생리 변화를 일으킬 수 있기 때문이다.

뇌과학자들이 밝힌 이론에 따르면, 우리의 뇌는 현실과 상상을 잘 구분하지 못한다고 한다. 우리가 뭔가를 상상하면 현실과 가상을 구분하지 못하는 뇌는 상상에 반응하는 생리 작용을 일으킨다. 레몬을 생각하면 입안에 침이 고이고, 공포영화의 한 장면을 생각하면 소름이 돋고, 대중연설처럼 긴장된 상황을 생각하면 심장이 빨리 뛰는 것은 모두 우리의 뇌가 실제 경험인 것처럼 반응해 몸의 생리 작용을 변화시키기 때문이다.

이런 뇌과학적 메커니즘으로 인해, 상상으로 건강한 모습을 떠올리면 그 가상의 기쁨을 실제라고 믿고 진짜 행복호르몬이 분비되는 등 몸의 생리 작용이 변화해서 면역체를 강화하는 치유 작용을 낳는다.

상상의 힘에 눈뜬 과학계는 단지 상상으로 몸의 근육과 면역체, 유전자를 움직일 수 있다는 사실도 속속 밝혀냈다. 미국 클리블랜드병원의 신경과학자 광예 박사는, 상상만으로도 근육을 강화할 수 있다는 사실을 실험을 통해 증명했다. 이 연구에서 실제 근육 운동은 하지 않고 생각으로 근육을 강하게 수축시키는 상상훈련을 4개월간 계속한 결과, 실험에 참가한 이들이 모두 15% 정도 근육이 강화된 것으로 나타났다. 운동을 상상하는 동안 관련 뇌 기능이 활성화되어 근육을 키우라는 명령을 운동피질로 보내고, 운동피질은 그 명령을 받아 각 근육에 강화 지시를 내려 실제로 근육이 강화된 것이다.

상상으로 면역체를 움직인다는 연구 결과도 있다. 미시간대학 연구팀은 상상만으로 면역계의 중심인 백혈구를 조절할 수 있다는 연구 결과를 발표했다. 위스콘신 대학 연구팀과 텍사스 대학 연구팀도 상상으로 면역계를 움직일 수 있다는 연구 결과를 내놓았다.

심장의 생리 기능을 연구하는 하트매스 연구소는 상상으로 유전자의 DNA까지 변화시킬 수 있다는 연구 결과를 발표했다. 스탠포드 의대 브루스 립턴Bruce Lipton 교수 역시 우리의 생각이 유전자의 DNA를 변화시킬 수 있다는 연구 결과를 내놓았다.

인간의 유전자는 세포를 찍어내는 공장이라 할 수 있고, DNA는 그 유전자의 핵심이다. 우리는 유전자가 타고나는 것이며, 선천적인 유전 정보는 그대로 이어진다고 배웠다. 대부분의 유전적인 질병이 난치병인 이유도 그 때문이라고 알고 있다. 그러나 일련의 연구를 통해 그 사회적 통념이 잘못된 것임이 드러났다. 우리는 단지 상상으로 근육을 키우고, 면역체를 강화하고, 유전자를 바꿀 수도 있다. 이는 곧 낫지 못할 병이 없다는 말이다.

『마음이 몸을 치료한다』의 저자인 이미지힐링의 대가 데이비드 해밀턴David Hamilton 박사는 '뇌는 언제나 자체적으로 약을 생성해낸다'고 말한다.

"내 몸이 치유되는 것을 상상할 때 실제 뇌 안에서 화학적, 구조적 변화가 일어난다. 상상하는 순간, 마음이 물질을 변화시킨다."

상상의 치유 효과가 알려지면서 서구 선진국에서는 난치병 치료에 적극 이용하고 있고, 상상요법만으로 완치된 기적의 치유담이 계속 보고되고 있다. 상상치유법을 체계화해서 난치병 치료에 이용해온 대표적인 의사는 방사선 종양학자인 칼 사이먼튼Carl Simonton 박사이다.

그가 일반 병원에서 치료가 100% 불가능하다고 진단한 159명의 말기 암 환자를 대상으로 4년간 상상요법을 적용한 결과, 생존한 환자가 63명으로 나타났다. 이 가운데 19%는 종양이 완전히 사라졌고, 22%는 병의 고통스러운 증상이 사라졌다. 또 이들은 일반 병원의 암 환자들보다 2배 이상 오래 살았고, 76%가 활동적인 생활을 하면서 평온하게 여생을 보냈다. 사이먼튼 박사는 상상치유의 효과에 대해 이렇게 말한다.

"이미지요법은 환자의 긍정적인 감정을 강화해서 인체를 변화시키고 면역력을 높이며, 그 결과 건강을 되찾게 해준다. 아울러 환자가 두려움과 무력감을 벗고 스스로 자신의 건강과 삶을 통제할 수 있다는 것을 느끼면서, 발병 이전보다 훨씬 낙관적인 사고와 삶의 자세를 갖게 된다."

사이먼튼 박사 외에도 상상치유의 가치를 임상적으로 증명한 연구 결과는 많다. 신시내티 의대 연구팀은 6주간 팔을 움직이는 상상훈련을 한 뇌졸중 환자들이 그렇지 않은 환자들보다 더 잘 움직인다는 연구 결과를 발표했다.

캘리포니아 의대 연구팀은 상상치유를 통해 수천 명의 만성 질환자들이 완치 혹은 호전되었다는 연구 결과를 내놓았다. 덴마크의 오르후스 대학 연구팀은 상상치유를 통해 건선 환자들이 치유되었다는 연구 결과를, 런던의 유니버시티 대학 연구팀은 수술 전에 건강한 모습을 상상한 환자들이 더 빠른 속도로 나았다는 연구 결과를 발표했다.

상상치유는 면역력을 극대화하는 고효율적인 치유법이다. 또 누구나 쉽게 할 수 있다. 몸을 움직일 수 없어도, 중병에 걸렸어도 문제가 되지 않는다. 심신의 긴장을 풀고 편안한 자세로 건강을 되찾은 자신의 모습을 집중해서 상상하면 된다. 즐겁게 상상에 몰입해 꿈꾸고 그 기쁨을 생생하게 느끼면, 몸은 스스로 치유의 생리 작용을 촉진한다. 상상력은 곧 치유력이다. 치유된 모습을 생생히 상상할 수 있다면 낫지 못할 병은 없을 것이다.

나는 이 놀라운 치유법을 알게 된 후, 어머니의 암 치유에 적극 활용했다. 상상치유의 효과를 이해하신 어머니는 매일 아침저녁으로 건강한 모습을 상상하는 훈련을 시작하셨다. 내가 권한 상상치유 대본은 '건강을 되찾은 모습으로 사람들에게 축하를 받으며, 행복하게 팔순잔치를 하는 모습'이다. 어머니는 그 미래의 모습을 상상하기도 하고, 때때로 당신이 원하시는 건강과 소망을 이룬 이미지를 그리며 매일 상상훈련을 하고 계신다. 상상치유를 시작하면서 감정적으로 한층 밝아지셨고, 치유에 대한 믿음도 더욱 강화되셨다. 그 마음의 변화로 병의 치유를 앞당길 수 있었다.

아토피, 중풍, 암으로 이어지며 오랜 세월 투병생활을 하신 어머니는 병에 대한 두려움을 떨치고, '반드시 낫는다'는 믿음을 갖고, 뇌과학적 마음치유법인 '상상치유'를 실천하고, 감사의 눈으로 삶의 축복을 헤아리고, 원예활동으로 삶의 기쁨을 찾으면서 결국 모든 병의 굴레를 벗으셨다.

근본 치유법이 아닌 '수술'과 '항암 치료' 대신, 발병 원인인 불안과 우울을 바로잡는 '마음치유'과 '생활치유'를 택한 어머니는 암 진단 후 9년이 지났지만 더없이 건강하시다. 암 진단을 받기 전보다 오히려 더 건강하고 평온한 날들을 보내고 계신다.

∷ Tip_ 상상치유, 이렇게 하자

상상치유는 병이 치유되는 과정이나 완치를 상징화하는 이미지를 상상하는 것이다. 백혈구가 강화되어 완전히 치유되는 생리학적인 상상도 좋고, 온 가족이 함께 완치를 기뻐하는 행복한 상상도 좋다.

상상치유 대본은 정해진 틀이 있는 게 아니라, 자신에게 큰 공감을 일으키는 이미지가 가장 좋다. 이런저런 모습을 상상해본 후에, 자신에게 가장 기쁘게 와 닿는 이미지를 대본으로 정하면 된다. 때때로 더 즐겁게 대본을 바꾸기도 하면서 변화를 주어도 좋다.

상상치유 훈련을 처음 할 때는 대개 이미지가 잘 그려지지 않는다. 이미

지화 능력이 약해도 걱정할 필요는 없다. 누구나 꾸준히 연습하면 이미지화와 관련된 뇌의 영역이 발달하면서 보다 명확하고 생생한 이미지를 그릴 수 있다. 일반적으로 쓰이는 상상치유 대본은 아래와 같다.

1. 조용한 장소에서 편안한 자세로 앉거나 누워 눈을 감는다.
2. 천천히 숨을 내쉬면서 자신의 호흡에 집중한다.
3. 머리 위에 밝고 따뜻한 사랑의 빛 덩어리를 상상한다.
4. 그 빛 덩어리에서 빛 알갱이가 쏟아져 내려 자신의 몸 안으로 들어오는 모습을 상상한다.
5. 머리 위에서 발끝까지 천천히 빛 알갱이가 내려오면서 모든 긴장과 불편함이 사라지는 모습을 상상한다.
6. 빛이 이마, 턱, 목, 가슴, 배, 허벅지, 종아리, 발바닥, 발가락 순으로 내려오는 모습을 상상한다. 빛이 내려온 부분은 기분 좋게 편안해진 모습을 상상한다.
7. 빛이 팔에서 손을 따라 내려오며 완전히 긴장이 풀리는 모습을 상상한다.
8. 사랑의 빛으로 가득한 온몸이 따뜻하고 기분 좋게 편안해진 모습을 상상한다. 속으로 '편안하다'고 말한다.
9. 아픈 곳이 치유되는 모습을 상상한다. 면역계의 중심인 백혈구를 눈부신 백색 광선으로 그리거나 천사의 이미지로 상징화해서, 아픈 부분을 안아주고 치료하는 모습을 떠올린다. 마치 천사의 손길처럼 병든 기관을 감싸 '열심히 일해줘서 고맙습니다. 사랑합니다'라며 사랑의 에너지를 보내고, 병든 기관이 환하게 밝아지면서 건강하게 재생

된 모습을 상상한다.
10. 병의 증상이 사라진 모습을 상상한다. 통증이 있었다면 통증이 사라졌다고 기뻐하는 모습을, 상처나 염증이 있었다면 말끔하게 나은 모습을, 움직이기 불편했다면 완전히 나아서 활기차게 움직이는 모습을 실감나게 상상한다.
11. 병원에서 어떤 치료를 받고 있다면, 치료 후 완치되는 모습을 상상한다. 수술을 받을 예정이라면, 수술이 잘되어 빠르게 완치되는 모습을 상상한다. 담당 의사가 '이렇게 빨리 낫는 환자는 처음'이라며 감탄하는 모습도 상상한다.
12. 온몸이 완전히 치유되어 건강을 되찾은 모습을 상상한다. 가장 건강했을 때의 모습을 떠올리며 활기찬 자신의 모습을 그린다.
13. 쾌유를 기뻐하고 감사하는 자신의 모습을 그리고, 그 기쁨의 감정을 생생히 느껴본다.
14. 가족과 지인들이 자신의 쾌유를 기뻐하고 축하해주는 모습을 상상한다.
15. 행복한 자신과 가족의 모습을 그린 후 이렇게 말한다. "나는 완전하게 건강합니다." "충만한 건강과 행복에 감사합니다."
16. 기쁨의 감정을 잠시 더 느낀 후, 천천히 눈을 뜨고 다시 일상으로 돌아온다.

일반적으로 쓰이는 대본이 길다고 생각되면, 단순화해서 자신이 가장 원하는 하나의 모습을 집중해 떠올리면 된다. 완치된 후 감사 기도를 하는 모습이나, 건강을 되찾은 후 사랑을 실천하는 모습 등 행복한 하나의 이미지를 집중해서 그린다.
중요한 건 내가 나를 완치하는 가장 귀한 치유의 시간이라는 걸 자각하고, 즐겁게 상상에 몰입하는 것이다. 때로는 기도처럼, 때로는 놀이처럼!

난치병 환우들과 소통하며

어머니를 오래 간병하면서 치유의 정보를 쌓은 덕에 나는 건강작가가 되었다. 오랜 세월 고통의 날들을 보내면서 얻은 경험적 지식과 정보를 지금 절망 속에 있는 환우들에게 전하고 있다. 건강작가가 되면서 자연스럽게 난치병 환우들과 소통하게 되었고, 그들의 절박한 편지에 답장을 쓰는 게 주요 일과가 되었다.

얼마 전, 나의 전작인 『나를 넘어선 나』를 읽은 한 원인 불명 환우가 상담 메일을 보내왔다. 온갖 증세에 시달린다는 그는, 마음의 중요성을 깨닫고 마음치유를 해보았지만 호전되지 않았다고 한다. 물론 열심히 한 건 아니라고 했다. 그는 자신처럼 병원에서 진단조차 나오지 않는 병도 상상치유 훈련으로 나을 수 있는지 물었다. 독자들이 주로 묻는 질문 내용이었다. '과연 마음치유로 자신의 난치병도 나을 수 있는가?', '며칠 해보다가 말았는데, 꾸준히 열심히 하면 진짜 효과가 있는가?'를 많이 궁금해 한다.

'꾸준히 반복하면 반드시 효과가 있다.' 이게 나의 답이다. 우리의 뇌는 반복하는 생각에 의해서 완전히 변화하기 때문이다. 뇌세포는 나이가 들어도, 죽어가는 순간에도 자라고 변화할 수 있다는 사실이 최근 신경과학자들에 의해 밝혀졌다. 『기적을 부르는 뇌』의 저자인 정신의학자 노먼 도이지 Norman Doidge는 '뇌는 근육과 같다'고 말한다. 근육처럼 쓰면 쓸수록 더 자라고 발달한다는 말이다.

우리가 하나의 생각을 하면 뇌에서 신경전달물질과 같은 생체 화학물질이 분비된다. 이 화학물질은 뉴런 신경세포의 가지에서 분비되어 또 다른 뉴런의 가지 끝으로 간다. 이 과정을 '뉴런 점화'라고 하는데, 이것을 하나의 뇌지도로 그릴 수 있다. 불안과 우울, 분노가 가득한 사람은 그 부정적인 생각의 습관에 길들어진 뇌지도를 보인다.

하지만 새로운 생각을 하기 시작하면 뉴런들 사이에 새로운 연결이 만들어진다. 하나의 뉴런이 순식간에 수천 개의 새로운 연결을 만들어낼 수도 있다. 희망, 감사, 용서, 사랑 등 지금까지 하지 않았던 긍정적인 생각을 하기 시작하면 새로운 길이 개척되는 셈이다.

부정적인 사고방식을 긍정적으로 바꾸면, 새로운 방식의 생각을 처리하는 새 뇌지도가 자라게 된다. 그러면 부정의 뇌지도는 줄어들기 시작하고, 긍정적인 생각을 꾸준히 반복하면 결국 긍정의 뇌지도가 더 커지면서 완전한 습관으로 자리 잡게 된다.

하나의 습관이 되는 데 대략 3주 정도 소요된다는 것이 신경과학자들의 연구 결과다. 즉 마음의 훈련을 적어도 21일간은 꾸준히 반복해야 한다는 말이다. 사람에 따라 더 걸리는 경우도 있을 것이다. 하지만 분명한 건 누구나 노력으로 자신의 마음과 몸을 변화시킬 수 있다는 것이다.

　분노로 가득했던 범죄자가 사랑을 전하는 성직자가 되고, 자살만 생각하던 비관주의자가 평화를 노래하는 낙관주의자가 되는 일들이 생기는 것이, 바로 이런 뇌 메커니즘 때문이다. 긍정적인 생각을 하는 뇌지도가 만들어지면 더 이상 큰 노력을 하지 않아도 된다. 새로운 마음 자세가 뇌에 연결되어 하나의 습관으로 뿌리를 내리기 때문이다.

　결국 모든 건 자신에게 달렸다. 스스로 치유할 수 있다는 주체적인 '의지'와 꾸준히 실천하는 '노력'에 따라 완전히 새로운 나로 다시 태어날 수 있다.

　지금 이 순간에도 의학의 한계를 넘어서는 수많은 기적적인 치유가 일어난다. '원인 불명' 혹은 '불치'라는 한계에 자신을 가두지 않고 주체적인 의지로 노력하는 사람들에 의해!

　세상의 모든 치유는 나로부터 시작된다. 이걸 진심으로 깨닫는다면 이제 바로 그대가 그 기적을 이룰 차례다.

참고문헌

◆
◆

『**나를 넘어선 나**』 최훈동·이송미 저, 미디어윌, 2013.
『**몸과 마음을 살리는 기적의 상상치유**』 이송미 저, 한언, 2010.
『**백만 번째 기적**』 이송미 저, 21세기북스, 2009.
『**양한방, 똑똑한 병원 이용**』 백태선 저, 전나무숲, 2008.
『**약이 병을 만든다**』 이송미 저, 소담출판사, 2007.
『**공해천국 우리 집**』 이송미 저, 소담출판사, 2004.
『**아토피**』 이송미 저, 김영사, 2004.
『**보약**』 이송미 저, 김영사, 2004.
『**위험한 의학, 현명한 치료**』 김진목 저, 전나무숲, 2007.
『**없는 병도 만든다**』 외르크 블레흐 저, 배진아 역, 생각의나무, 2004.

『병원이 병을 만든다』 이반 일리히 저, 박홍규 역, 도서출판 미토, 2004.

『어느 의사의 고백』 알프레드 토버 저, 김진숙 역, 지호, 2003.

『나는 고백한다. 현대의학을』 아툴 가완디 저, 김미화 역, 동녘사이언스, 2003.

『현대의학의 위기』 멜빈 코너 저, 소의영 외 역, 사이언스북스, 2001.

『나는 현대의학을 믿지 않는다』 로버트 S 멘델존 저, 남점순 역, 문예출판사, 2000.

『고통받는 환자와 인간에게서 멀어진 의사를 위하여』 에릭 J. 카셀 저, 강신익 역, 들녘, 2002.

『수술은 성공했으나 환자는 죽었다』 이근팔 저, 양진문화사, 1997.

『의료! 이렇게 개혁합시다』 인도주의실천의사협의회 저, 생활지혜사, 1994.

『의사는 수술받지 않는다』 김현정 저, 느리게읽기, 2012.

『병원에 가지 말아야 할 81가지 이유』 허현회 저, 맛있는책, 2012.

『약이 사람을 죽인다』 레이 스트랜드 저, 이명신 역, 웅진리빙하우스, 2007.

『의사와 약에 속지 않는 법』 미요시 모토하루 저, 박재현 역, 랜덤하우스코리아, 2006.

『똑똑한 환자』 도이 가즈스케 저, 안수경 역, 사과나무, 2005.

『의사들에게는 비밀이 있다』 데이비드 뉴먼 저, 김성훈 역, 알에이치코리아, 2013.

『병원이 당신에게 알려주지 않는 진실』 신재원·이진한 저, 리더스북, 2012.
『의사가 못 고치는 환자는 어떻게 하나?』 황종국 저, 우리문화, 2005.
『침묵하는 의사, 절규하는 환자』 김승열 저, IPI 커뮤니케이션즈, 2003.
『건강식품의 위험한 진실』 류은경 저, LINN, 2012.
『나는 행복한 암 환자입니다』 나카야마 다케시 저, 박순분 역, 열음사, 2008.
『암이 내게 행복을 주었다』 가와다케 후미오 저, 최승희 역, 정신세계사, 2004.
『오늘부터 나도 암 환자입니다』 이나츠키 아키라 저, 박선무 역, 소소, 2003.
『암과 싸우지 마라』 곤도 마코토 저, 노영민 역, 한송, 1996.
『쾌유력』 시노하라 요시토시 저, 김경희 역, 사람과책, 1996.
『자연치유』 앤드류 와일 저, 김옥분 역, 정신세계사, 2005.
『자연치유력』 이성재 저, 랜덤하우스코리아, 2005.
『자연치료의학』 오홍근 저, 정한PNP, 2004.
『자연의학의 기초』 모리시타 게이이치 저, 기준성 역, 태웅출판사, 2003.
『보완대체의학』 대한보완대체의학회 저, 이한출판사, 2004.
『새로운 의학, 새로운 삶』 전세일 외 저, 창작과비평사, 2000.
『생활 속의 의학』 이방헌 외 저, 한양대학교출판부, 2004.
『노화와 성인병은 반드시 늦출 수 있다』 김항선 저, 문무사, 2004.
『내 몸이 의사다』 전세일 저, 넥서스BOOKS, 2006.

『민족생활의학』 장두석 저, 정신세계사, 1994.
『면역혁명』 아보 도오루 저, 이정환 역, 부광출판사, 2010.
『면역처방 101』 아보 도오루 저, 황소연 역, 전나무숲, 2007.
『생각의 탄생』 로버트 루트번스타인·미셸 루트번스타인 저, 박종성 역, 에코의 서재, 2007.
『마음챙김 명상과 자기치유』 존 카밧진 저, 장현갑 외 역, 학지사, 2005.
『명상』 김진묵 저, 김영사, 2004.
『칼 사이먼튼의 마음 의술』 칼 사이먼튼 외 저, 이영래 역, 살림출판사, 2009.
『마음의 의학』 칼 사이먼튼 저, 박희준 역, 정신세계사, 1988.
『상상과 치유』 진 악터버그 저, 신세민 역, 상담과 치유, 2005.
『상상하라 그대로 이루어진다』 이안 로버트슨 저, 유혜경 역, 북스캔, 2004.
『심상치료의 이론과 실제』 최범식 저, 시그마프레스, 2009.
『디바인 매트릭스』 그렉 브레이든 저, 김시현 역, 굿모닝미디어, 2012.
『마음의 기적』 디팩 초프라 저, 도솔 역, 황금부엉이, 2009.
『마음의 치유』 기 코르노 저, 강현주 역, 북폴리오, 2006.
『마음』 이영돈 저, 예담, 2006.
『마음으로 몸을 다스려라』 허버트 벤슨 저, 정경호 역, 동도원, 2006.
『마음이 지닌 치유의 힘』 조안 보리센코 외 저, 장현갑 외 역, 학지사, 2005.

『뇌와 마음의 구조』 일본 뉴턴프레스 저, 강금희 역, 뉴턴코리아, 2009.
『해피 브레인』 히사쓰네 다쓰히로 저, 정광태 역, 함께북스, 2008.
『기적을 부르는 뇌』 노먼 도이지 저, 김미선 역, 지호, 2008.
『두뇌 실험실』 빌라야누르 라마찬드란 · 샌드라 블레이크스리 저, 신상규 역, 바다출판사, 2007.
『교양으로 읽는 뇌과학』 이케가야 유지 저, 이규원 역, 은행나무, 2005.
『뇌내혁명』 하루야마 시게오 저, 심정인 외 역, 사람과책, 1999.
『감정의 분자』 캔더스 B. 퍼트 저, 김미선 역, 시스테마, 2009.
『에밀 쿠에 자기 암시』 에밀 쿠에 저, 윤지영 역, 연암사, 2009.
『긍정심리학』 마틴 셀리그만 저, 김인자 역, 물푸레, 2009.
『피그말리온 효과』 로버트 로젠탈 외 저, 심재관 역, 이끌리오, 2003.
『약 안 쓰고 수술 않고 심장병 고치는 법』 딘 오니시 저, 장현갑 역, 석필, 2000.
『관계의 연금술』 딘 오니시 저, 김현성 역, 북하우스, 2004.
『사랑은 의사』 버니 시겔 저, 박희준 역, 고려원, 1990.
『긍정의 말이 몸을 살린다』 바바라 호버맨 레바인 저, 박윤정 역, 샨티, 2007.
『인생 수업』 엘리자베스 퀴블러 로스 · 데이비드 케슬러 저, 류시화 역, 이레, 2006.
『희망의 힘』 제롬 그루프먼 저, 이문희 역, 넥서스BOOKS, 2005.

『분노가 죽인다』 레드포드 윌리엄스 외 저, 고경봉·조성희 역, 한언, 1996.
『용서치유』 로버트 D. 엔라이트 저, 채규만 역, 학지사, 2004.
『마음이 몸을 치료한다』 데이비드 해밀턴 저, 장현갑·김미옥 역, 불광출판사, 2012.
『몸의 행복』 베르너 바르텐스 저, 유영미 역, 올, 2011.
『동의보감』 허준 저, 윤석희 외 역, 동의보감출판사, 2006.
『한방병리학』 전국한의과대학한방병리학교실 저, 일중사, 2008.
『현토완역 본초문답』 당종해 저, 윤창열 외 역, 주민출판사, 2001.
『본초학』 전국한의과대학 공동교재편찬위원회 저, 영림사, 2008.
『한약약리학』 김호철 저, 집문당, 2001.
『체질 동의보감』 신재용 저, 학원사, 2009.

『Harrison's Principles of Internal Medicine』 Dan Longo, Anthony Fauci, Dennis Kasper, Stephen Hauser, J. Jameson, Joseph Loscalzo, McGraw-Hill, 2011.
『Goldman's Cecil Medicine』 Lee Goldman, Andrew I. Schafer, W.B. Saunders Company, 2011.

『Robbins and Cotran Pathologic Basis of Disease』 Richard Mitchell, Vinay Kumar, Nelson Fausto, Abul K. Abbas, Jon Aster, W.B. Saunders Company, 2009.

『Cerebrovascular Ultrasound in Stroke Prevention and Treatment』 Andrei V Alexandrov, Werner Hacke, Wiley-Blackwell, 2011.

『Neurology and Neurosurgery Illustrated』 Kenneth W. Lindsay, Ian Bone, Geraint Fuller, Churchill Livingstone, 2010.

『The Encyclopedia of Natural Medicine』 Michael T. Murray, Joseph E. Pizzorno, Pocket Books, 2012.

▷참고 기사

〈호주서 '안젤리나 졸리 효과' 톡톡… 유방암 상담 급증↑〉
　서울경제 2013년 6월 19일자

〈한국 자궁절제, OECD 2배 넘어. 보험수가 높아서?〉
　중앙일보 2013년 6월 13일자

〈유전자가 똑같은데 둘의 외모 · 질병 왜 달라지는 거죠?〉
　서울신문 2013년 6월 4일자

▷ **참고 사이트**

국민건강보험공단(www.nhic.or.kr)

건강보험심사평가원(www.hira.or.kr)

한국건강관리협회(www.kahp.or.kr)

식품의약품안전처 의약품민원(http://ezdrug.mfds.go.kr)

한국희귀난치성질환연합회(www.kord.or.kr)